YOLY OLGA RIPEPI ZIEHM

Adelgaza con éxito

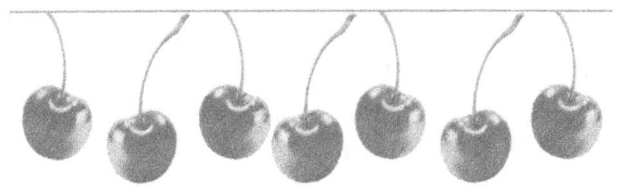

usando la comida a tu favor

PRIMERA EDICIÓN EN ESPAÑOL EN
TAPA BLANDA SEPTIEMBRE 2013

Copiright © - Yoly Ripepi - 2013
Todos los derechos reservados

ISBN 978-1494310059

www.tuadelgazas.com

Diseño y diagramación:
Susana Cerezo

Dedicatoria

A Yolanda y a Olga dos hermosas y poderosas mujeres.

Gracias a mi papá por amar tanto a mi mamá y por darme el honor de llamarme...

Yoly Olga

Agradecimientos

A mi amado Mario quien
me acompaña y apoya
incondicionalmente en todas mis
aventura, cuya inteligencia sensorial
expande cualquier conocimiento. Te
amo.

A nuestros familiares que siempre
me han animado a continuar y sus
aplausos nunca he dejado de sentir.
Los llevo siempre en mi corazón.

A mis amigas del alma, siempre allí,
fieles.

Usa la obsesión por la comida a tu favor.

- Aprenderás a disfrutar de la comida y a usarla a tu favor.

- La comida te servirá como fuente de inspiración.

- Se abrirá un mundo nuevo lleno de sabiduría y evolución frente a ti.

- Comenzará una etapa de conexión, confianza y amor entre tú y tu cuerpo.

- Perderás peso aprovechando la comida.

- Aprenderás a convivir con la volatilidad de las emociones, usando tus talentos y creatividad a cambio de la comida.

¿Estás listo para depositar absoluta confianza en ti?

Yoly Olga Ripepi Ziehm

Cada quien tiene su propia historia de como comenzó la obsesión por el peso, por la talla, por el cuerpo y por supuesto la historia de como comenzó su obsesión por la comida.

Mi historia es la que sigue:

Mi primera dieta fue *The Scarsdale* a los 11 años. La hice porque tenía un visible sobrepeso y no quería comenzar un nuevo año escolar luciendo así. Mi mama que hacía todo para verme feliz siempre me apoyaba, y aunque ella siempre lucia muy bella y delgada me acompañó e hizo la dieta conmigo para animarme a comenzar y culminar la misma. Al cabo de una semana perdí 6 kilos y mi mamá también perdió peso.

Estaba feliz, todos mis complejos habían acabado. Mi mama me llevo a comprar pantalones de "mi nueva" talla para usar en el colegio y así comenzaría mi nueva vida de triunfo. Creo que el debut de mi flacura duro sólo quizás dos semana.

Una vez que culminé la dieta, comencé a comer con voracidad y los kilos volvieron, pero las tallas de los pantalones, por supuesto, se mantuvieron igual y pase el resto del año escolar usando los pantalones muy apretados y con el botón abierto, escondido detrás de la camisa. Mi mamá siguió igual de bella y yo más gorda y pensé que sólo si fuera flaca quizás sería igual a ella ...

Siempre tuve la convicción que cuando fuera flaca todos mis problemas, tristezas y frustraciones se resolverían y me sentiría bien finalmente conmigo misma.

Ser flaca fue mi primera obsesión. Fui a muchos doctores para adelgazar, tomé toda clase de pastillas, té y dietas locas donde adelgazaba pero al terminarlas volvía a comer pero cada vez con más fervor, más rabia y más desesperación.

La comida fue mi segunda obsesión. Todo giraba alrededor de las calorías y comida "sana" mientras estaba en dieta y de festines infinitos de comidas "prohibida" cuando no estaba en dieta.

No me importaba más nada porque estaba convencida de que de la flacura dependería mi paz y creía que cuando estuviese flaca todos mis problemas acabarían y al igual que a los 11 años, estaba segura que otra Yoly feliz y en paz para siempre aparecería en el mapa.

Durante más de 20 años sentí en lo más profundo de mi ser, que yo no valía, que yo no servía y desde muy temprano la comida comenzó a suplir ese vacío. La comida comenzó a ser mi confidente, mi amiga, con ella era espontánea, me sentía yo.

Como pasaba gran parte del día escondiendo lo que yo creía que era, al final del día me escondía a tragar comida, eso me relajaba y descansaba porque dejaba de actuar, no sentía dolor y era mi momento de celebrar. Cuando el momento me lo permitía, caía en profundos festines de comida para olvidar y me quedaba dormida hasta despertar de nuevo en un cuerpo que me decía "no sirves, no sabes, no hagas".

Un día, me levanté con la convicción de que no podía seguir viviendo en ese sufrimiento, que no quería esta forma de vida para mi. Decidí parar la locura y buscar ayuda. Comencé a ir a la iglesia donde solía buscar a Dios en mis momentos difíciles. Nada sucedió inmediatamente y tampoco estoy clara cuanto tiempo pasó pero si recuerdo el día en que un periódico de la Iglesia local me "habló".

Abrí el periódico y lo único que vi fue un anuncio que decía: "Comedores compulsivos anónimos, reunión todos los martes a las 8:00 PM". El lugar estaba muy cerca de casa y fui esa misma semana. Simplemente fue glorioso, entender que eso que vivía era anormal pero a la vez muy normal en el ámbito de las personas que sufrimos de la adicción a la comida.

Fue la primera vez que escuche juntas estas dos palabras COMIDA – ADICCIÓN y sorprendentemente tenía un perfecto sentido para mi.

Salí de la reunión ese día diciendo: "No aguanto una dieta más", fue como si mi cuerpo me había hablado.

A partir de ese momento no pude hacer nunca una dieta medida y con porciones y me salí de la carrera de ser flaca. Y ahora tendría otro problema:
¿Cómo entonces conseguiría paz?

A partir de ese momento comenzó mi nueva carrera:

Buscar paz

Hice muchas y diferentes tipos de terapias espirituales, me independicé de mi familia, me mude muchas veces, regresé a casa de mis padres, viví fuera de mi país, regresé a mi país, me casé, me convertí en mamá, esposa y poco a poco fueron sucediendo, en sincronía, eventos en el camino que me hicieron comprender de una manera muy profunda la razón por la cual la comida la trasformamos en una obsesión y con ella volvemos nuestras vidas miserables.

Así mismo, aprendí a como salir de esa adicción, encontrar balance en la vida y disfrutar de la comida y de la vida. Quizás todavía no consigo las respuesta de como conseguir la paz pero si se como estar en paz y libre de adicción por la comida.

Actualmente trabajo como Consultor privado de salud en cualquier parte del mundo a través de la Internet. Así mismo, dicto talleres grupales presenciales y virtuales. He creado mi propio método individualizado para ayudar a las personas que son adictas a la comida, les instruyo en como acabar con la obsesión y ser libres para disfrutar de la vida y vivir en paz.

Introducción

¿Estás listo para depositar absoluta confianza en ti?

A partir de este momento debes tener absoluta confianza en ti, sabes que hay algo que no está bien, sabes que puedes hacer las cosas diferentes. Si estas leyendo este libro, encontraste lo que estabas buscando.

A lo largo del texto, te plantearé realizar algunos ejercicios y actividades.

Habrán momentos en los que pienses que dichas actividades no tienen nada que ver contigo ni con lo que sientes y quizás quieras volver a lo que vienes haciendo, a una dieta, a contar calorías, a tomar pastillas para controlar el hambre, a comer porque estás aburrido, porque estás feliz, porque tienes rabia, porque estás triste, a pensar constantemente en la forma que tiene tu cuerpo o a hacer ejercicios frenéticamente para eliminar los estragos de los excesos de algún festín,... en esos instantes, regresa y busca escuchar a esa voz en tu interior que te trajo hasta aquí.

Mi método para adelgazar aprovechando la comida consta de

6 pasos.

Comienza cambiando tus paradigmas para lograr detener la locura que representa vivir estar controlado por la comida.

Es esencial entender que el problema no es lo que comas o dejes de comer ni tampoco la forma que tenga tu cuerpo, se trata más bien de ser honestos con nosotros mismos.

Es crucial comprender que usamos la comida para alimentar vacíos emocionales y entonces de allí comenzar a mejorar nuestra relación con la misma y en consecuencia conseguir salud mental, nuestro peso natural y vivir en paz.

Siempre he pensado que estar obsesionado por algo es como estar en una montaña rusa, en donde la angustia y la euforia se juntan en un medio que creemos seguro para conseguir salirnos de la realidad.

Las emociones piden comida para no salir a la superficie y mostrar lo que realmente sentimos, y nosotros de forma inconsciente y a veces muy consciente preferimos taparlas comiendo sin parar.

1 El primer paso para conseguir la salud mental, nuestro peso natural y vivir en paz es aprender a usar la comida a tu favor, dejar de hacer dietas, aprender a comer con hambre, sólo cuando tengas hambre y saber parar cuando ya hayas tenido la cantidad suficiente.

Tener hambre no es malo, por el contrario es el Primer reconocimiento de que existes como ser vivo.

La persona que está obsesionada por la comida, come constantemente y no deja surgir el hambre y así evita la realidad que vive y el momento presente.

2 Una vez hayas comprendido la existencia del hambre estás listo para el segundo paso, en donde te ayudaré a sobrellevar los vacíos entre una comida y otra, específicamente entre una comida ingerida tras haber sentido hambre y otra comida ingerida tras haber sentido hambre.

Para lograr esto, debes parar, respirar y hacer el ejercicio que llamo volver a la posición fetal que implica que te detengas y dejes por un tiempo tus actividades rutinarias. En este paso necesitas de la comida para sustentar tu cuerpo, tener compasión de ti y confiar. Confiar y saber esperar hasta que sientas que ya puedes comenzar a moverte y tomar decisiones.

Una de las razones por la cuales decidimos comer sin hambre, comer en exceso y comer alimentos no apropiados para el cuerpo es porque preferimos esto a tomar otras decisiones más importantes y trascendentales en nuestras vidas.

Desempolvar decisiones no tomadas en el pasado y comenzar el trabajo de decidir por ti mismo es fundamental para empezar a moverte en una nueva y favorable dirección.

3 Desempolvar decisiones no tomadas en el pasado y comenzar el trabajo de decidir por ti mismo es fundamental para empezar a moverte en una nueva y favorable dirección.

4 En el cuarto paso te orientaré en como usar la comida a tu favor, experimentarás con la comida y lograrás estar más presente en tu cuerpo, en tus pensamientos y en tu vida.

Para usar la comida a tu favor es importante que tengas contacto cada vez más cercano con tu cuerpo y cada vez menos con tu mente a la hora de comer y esto sólo se logra usando la comida como tu gran aliado, entendiendo y sintiendo el efecto de cada alimento sobre tu cuerpo y estado de ánimo.

La comida no es el problema, en realidad es la solución. Cada alimento ejerce un efecto único sobre tu cuerpo.

Por ejemplo, en ocasiones cuando crees que necesitas azúcar en realidad lo que necesitas es descanso o hidratación.

Te enseñaré a poder detectar la verdadera necesidad de tu cuerpo.

5 En el quinto paso, luego de haber aprendido a reconocer el hambre, haber detenido tu día a día, haber comprendido lo que realmente importa, haber observado las áreas donde debes tomar decisiones y haber asumido que la comida es tu gran aliada, entonces aprenderás el significado de como es comer como lo hicieron tus ancestros. Esto te conectará definitivamente con la vida. Te guiaré a lograr la conexión con los alimentos que están vivos, los que vienen de la naturaleza y así tus células también se llenarán de vida. También te guiaré en la búsqueda de la conexión con alimentos que no están tan vivos, aquellos que nos generan el incontrolable deseo de comer sin parar.

6 Finalmente, en el paso seis, podrás crear tu único y propio plan de alimentación tomando como base los conocimientos adquiridos, más tus propias experiencias.

Cada ejercicio en cada paso debe ser leído y ejecutado con calma y debes mentalizarte en hacerlos lo más relajado posible. No busques hacerlo perfecto, no te desanimes, lo importante es seguir intentándolo.

En cada intento ganarás una experiencia importante que sumará y te acercará al logro de tu meta.

Bájate de lamontaña rusa

Detente y vuelve a la posición fetal.

Toma decisiones, construye un futuro.

Usa la comida a tu favor.

Comer como lo hacían nuestros ancestros.

Usa la comida como fuente de inspiración, crea tu propio plan de alimentación y vida que nutra tu cuerpo.

Paso 1
Bájate de la montaña rusa

"Locura es hacer la misma cosa una y otra vez esperando obtener diferentes resultados"

Albert Einstein

En todos mis años de comedora compulsiva, siempre sentí como si estuviera en una montaña rusa dando vueltas y vueltas sin parar, sin tener control alguno de mi vida ni de la forma ni de la cantidad como yo ingería los alimentos.

En la montaña rusa -símil de mi obsesión y círculo vicioso con la comida-, sentía que de alguna manera yo estaba dirigiendo el vagón del tren, sin embargo, estaba presa y sujeta a lo que el maquinista -símil de mi deseo de ser flaca y mi ilusión-, deseara hacer conmigo.

Estar montada en el carro de la montaña rusa lista para salir me hacía sentir eufórica y con emociones intensas que relacionaba con la ilusión de estar viva porque creía que estaba a punto de cumplir mi mayor deseo, alcanzar la paz completa, SER FLACA.

En ese momento me concentraba en pensar en el futuro, en como la próxima dieta o el próximo doctor me daría la solución para tener el cuerpo perfecto, pensamiento que me hacía sentir que mi vida cambiaría y sería feliz para siempre con el hombre perfecto y así sin darme cuenta el tren de la montaña rusa arrancaba de nuevo y pronto llegaría la subida, la tensa calma, donde me aseguraría de almacenar comida y comerla porque estaba segura que en segundos me encontraría con el vacío de la caída.

Una caída libre de emociones que estaría sostenidas por la seguridad del vagón y el arnés de la comida. Allí ya no habría vuelta atrás, sabía que caería y daría vueltas como loca sin saber a donde me estaba llevando tan abrumadora situación, por lo que comería sin tener absoluta conciencia, inmensas cantidades de comida para poder soportar los altos y bajos de la vida. Los trenes de la montaña rusa eventualmente paraban, yo todavía mareada por la gran cantidad de azúcar en mi cuerpo producto de los excesos de comida me encontraba en el mismo lugar donde había comenzado.

En este momento me decía a mi misma "la próxima dieta me ayudará", "las pastillas de mi amiga me adelgazarán", "el cambio de pareja o de trabajo quizás es la solución" y así tenía la esperanza de nuevo que cambiaría para siempre.

Metida en mis pensamientos pronto los vagones de la montaña rusa seguirían adelante y yo no me había bajado, todavía pensando que tenía el control del tren, cuando en realidad le estaba entregando mi vida al maquinista, a mi ilusión de SER FLACA.

Tengo que confesar que en varias

oportunidades el vagón del tren se paró y supe en mi interior que debía dejarlo. No tenía paz, me sentía más vacía y sola en cada vuelta, sin embargo, no tenía el valor de bajarme porque afuera el camino era simplemente desconocido.

Fue sólo cuando toda la estructura de la montaña rusa se tambaleó, debido a que mi situación ya era insostenible, que decidí dejarla porque el camino aunque desconocido y tenebroso tenía mucho más sentido en mi vida que la vieja montaña rusa.

Si estas leyendo este libro indica que los vagones del tren están parados.

Sientes en lo más profundo de tu corazón que lo que vienes haciendo está acabando poco a poco con tu vida, sabes también que todos los consejos de tu entorno o el como te dicen que soluciones tu problema no es el camino, sabes que no estás bien. Sabes que necesitas ayuda y orientación para cambiar y te voy a mostrar las herramientas para que te puedas bajar antes de que el maquinista del tren arranque los vagones de nuevo o antes de que la montaña rusa te caiga encima y sea muy tarde.

1. Grita y pídele al maquinista que ya no quieres seguir montado, que pare el tren. El tren se parará cuando le quitas la ilusión a la mente que el problema de tu vida es ser o no ser flaco.

La mente ha creado un mecanismo de defensa que nos hace pensar que si resolvemos nuestra forma corporal todo será felicidad.

El problema no es la comida, el problema no es la dieta o el médico que te la receta, el tema de la gordura, querer ser flaco y perfecto no es algo que se resuelve con una dieta, es algo mucho más profundo del hecho de verte en el espejo y ver a un gordo o una gorda. La ilusión de ser flaco es una banda en tus ojos que no te permite ver la realidad. Para quitarte la banda deberás decidir que:

"Nunca más harás una dieta"

Esto significa que nunca más vas a:

- Contar calorías.
- Medir porciones.
- Tomar pastillas para adelgazar.
- Pedir a tu amiga esa dieta "milagrosa"

Recuerda... no funcionan, no sirven. Lo que estás buscando está justamente lejos de las dietas y muy lejos de la búsqueda del cuerpo perfecto.

Cuando has hecho muchas dietas tu cuerpo cree que vives en una constante hambruna. Estas hambrunas le obligan a seguir su instinto de sobrevivencia, de tal forma que tu cuerpo será cada día más eficiente en almacenar comida, incluso cuando le suministres muy pocas cantidades de alimentos. Tu cuerpo aprenderá como almacenar más y quemar menos energía, se convertirá en una máquina de almacenaje. Es sencillo, al no darle comida, tu cuerpo se siente amenazado y aprovechará cualquier oportunidad para acumular comida para el futuro. Si has hecho muchas dietas, has convertido poco a poco a tu cuerpo en una máquina en total alerta ante la próxima posible hambruna. Las dietas no funcionan, de hecho las personas que nunca han hecho una dieta serán menos propensas a ser obesos a lo largo de sus vidas.

2. Quítate el arnés sujetador y salte de tu vagón. Deja que tu cuerpo tenga hambre

"Comer cuando tenía hambre sonaba muy bien, pero la mejor parte de comer era hacerlo cuando no tenía hambre. La comida era el pegamento que mantenía mi vida sostenida entre una hambre y la otra hambre"

Geneen Roth en Breaking free from compulsive eating. www.geneenroth.com

La clave es comer sólo cuando tengas o sientas hambre. Esto es fácil de decir pero en la práctica conlleva muchos cambios en nuestras vidas. Debes aprender a reconocer el hambre. Necesitarás sobre todo de mucho apoyo de terceros. Debemos comenzar a ver la vida en presente, un paso a la vez y comenzar a respirar conscientemente, lo cual explicaré más adelante.

Sentir hambre es un mecanismo biológico creado por nuestro cuerpo para que a través de la comida sea llenado de energía y así poder hacer su ciclo de vida. Cuando comemos cuando realmente tenemos hambre, nuestro cuerpo utilizará estos alimentos para funcionar como fue concebido originalmente.

"Tener hambre es como estar enamorado: Si no sabes que estás hambriento, lo más probable es que no lo estés"

Geneen Roth en Breaking free from compulsive eating.

Hace ya más de 12 años leí estas líneas. Para mi era toda una aventura dejar todas las dietas y comenzar a comer sólo cuando tuviera hambre. ¿Se lee sencillo verdad? pero... ¿qué hacer cuando no tenía hambre si no debía comer? Usaba la comida para tratar de mantener lleno el gran vacío emocional que tenía, para lidiar con el aburrimiento, para convertir las tristezas en alegría, para sobrellevar las rabias y para superar el estrés.

Si estamos acostumbrados a evitar que nuestras emociones salgan a la superficie usando la comida ¿cómo haremos cuando no usemos la comida para tales fines? Para mi fue imposible hacer este trabajo sola, sólo después de muchos años intentándolo comprendí que si no tienes estructura y el apoyo de otros,... comenzar a utilizar la comida a tu favor es una labor titánica.

Escribí este libro, y decidí hacer de la orientación a personas obsesionadas con la comida mi profesión, porque justamente se que este proceso es muy difícil hacerlo solo. Cuando dejamos de comer entre hambres biológicas afloran muchas emociones a la superficie que puedes utilizar para finalmente liberarte de la obsesión por la comida, sin embargo, si haces esto solo, podrías no tolerar las emociones y volverás rápidamente al punto de partida, a los vagones del tren de la montaña rusa.

Es muy importante que pases esos períodos en espera de tener hambre con apoyo de otros y enfocado en la vida. Si dejas que estas emociones se liberen y estás solo, puede que corras peligro.

Busca apoyo en un grupo o en una persona en donde sientas confianza, sobre todo busca el apoyo en alguien que sepa lo que estás viviendo, en alguien en quien tengas la apertura

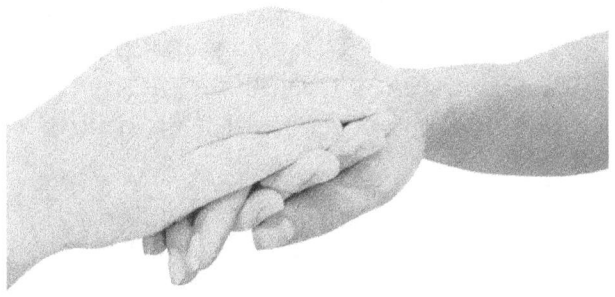

de llamar mientras estás en caída libre entre "hambres" y sin dietas.

"Adicción no es otra cosa que el intento del cuerpo de buscar la auto medicación para soportar el dolor emocional"

Gabor Maté en su libro The real of the hungry ghosts.

En la época que comía compulsivamente yo sentía que estaba anestesiada y me sorprendía como recibía noticias buenas y malas con mucha apatía. Era escalofriante ver como las diferentes situaciones no me generaban ni frío ni calor. Días después de mi cumpleaños número 31 llegué a casa de mis padres con un tatuaje que les molestó muchísimo y ocasionó un revuelo en la familia.

La anestesia que cargaba era tan fuerte que yo misma busqué despertar con el pinchazo de la aguja que perforó mi espalda. Hoy día entiendo que mi tatuaje fue una profunda e interna expresión de querer vivir. Quería despertar y estaba pidiéndole silenciosamente ayuda a mis padres pero no tenía idea de como hacerlo.

Usamos metodologías inesperadas y peligrosas para salir de lo que sabemos queremos salir, repito no hagas esto solo.

Yo te ofrezco mi apoyo y profundo conocimiento interno de lo que significa estar atrapado en tan dolorosa montaña rusa. Tuve casi 30 años subida en la montaña rusa, de los cuales los últimos 10 busqué y aprendí muchas formas de bajarme.

Finalmente me bajé y despedí con mucho amor y compasión esa etapa de mi vida y pude comenzar una nueva que consiste en poder ayudar a otros a bajarse para siempre con mucha compasión y amor por sí mismos.

3. Al bajarte de cualquier montaña rusa es natural perder balance y orientación. Para quitar esa sensación nos recomiendan que respiremos profundo y nos mantengamos sentados para que el oxígeno llegue de nuevo en buenas proporciones a nuestro cerebro y volvamos a recuperar cordura.

Tal y como mencioné al principio, salir de este proceso vicioso con la comida, requiere de cambiar la forma de pensar en extremo futurista y quedarnos más y más anclados en vivir en el presente. Un segundo a la vez, un paso por vez lograrás poco a poco recuperar tu cordura para que puedas seguir adelante con criterio y sabiduría. Es precisamente tu propia respiración la que te marcará segundo a segundo la conexión con el presente y con la vida. La respiración será en los momentos difíciles tu apoyo y el sustituto de la acción de auto medicarte con la comida.

Respiración consciente y conectada:

Desde que te levantes hasta que te acueste, podrás hacer este ejercicio cada vez que quieras comer sin hambre. Hazlo tal y como un reemplazo de la comida que quisieras comer entre hambres.

Comienza con una respiración profunda donde el aire entre por la nariz y salga por la nariz.

Inmediatamente, haz cinco respiraciones cortas y cuéntalas con los dedos. Una vez que hayas terminado de hacer las cinco respiraciones cortas haz una respiración profunda de nuevo.

Repetirás el mismo proceso cuatro veces más, es decir, al final habrás contado con tus dedos veinte respiraciones cortas y cinco largas.

Recomiendo hacerlo tantas veces como sea necesario hasta que pase la ansiedad por comer cuando no se tiene hambre.

También utiliza el siguiente ejercicio para saber si tienes hambre de verdad o no:

Cuando te levantes y estés listo para desayunar haz el ejercicio anterior e inmediatamente después pregúntale a tu estómago si siente hambre o no, y pídele que te diga un número entre la escala del 0 al 10, en donde "0" significa definitivamente sin hambre y "10" definitivamente con mucha mucha hambre. En la escala el número 5 reflejará la sensación de tener aun energía y nuestro cuerpo no nos pide comida y se siente ligero.

La sensación de no tener hambre a tenerla puede cambiar de un minuto a otro, así que puede que tengas que hacer este ejercicio muchas veces antes de que el estómago te diga claramente que tiene hambre.

Lo importante es saber y reconocer en tu cuerpo cuáles son las sensaciones de la verdadera hambre.

Si al despertar no sientes hambre y ya debes salir de tu casa y seguir tu rutina, lleva el desayuno contigo para comerlo cuando tengas hambre. Más adelante encontrarás un recuadro a forma de tabla en donde podrás anotar cuales son las sensaciones de tu cuerpo que te van indicando que tienes hambre. Por ejemplo: el estómago hace ruidos, sientes fatiga, bostezas, sientes mareo o quizás dolor de cabeza

Toda esta información te ayudará más adelante a reconocer claramente el hambre.

Continúa de la misma manera el resto del día, y si no puedes hacerlo en todas las comidas por compromisos sociales por lo menos hazlo con dos comidas al día por una semana seguida. No lo tienes que hacer perfecto para que funcione, ni siquiera lo tienes que hace todos los días, lo importante es que confíes en el proceso y sigas intentando y experimentando constantemente.

A continuación, un ejemplo de la tabla de reconocimiento del hambre, la cual tras llenarla día a día te servirá para entender cuando realmente sientes hambre.

Día	Hora	Nivel de hambre	¿Qué comí?	¿Cómo me sentí?

Día: Coloca el día de la semana en que estás haciendo el ejercicio.

Hora: Coloca las diferentes horas en la que comes cada día.

Es importante saber que el cuerpo humano fue hecho por la naturaleza para que dure alrededor de 3 a 4 horas sin comer, pero también es importante saber que cada ser humano es distinto.

Por eso es bueno colocar la hora en la que comes para que puedas reconocer cuando sientes hambre. A veces verás que te da hambre luego de tres horas de la última comida y quizás en otras ocasiones puede que a la 4ta hora es cuando sientas hambre.

Nivel del Hambre:

Definitivamente sin hambre 0

Sin hambre 1 - 3

Sin hambre, con energía 5 - 6

Definitivamente mucha hambre 7 - 8

Hambriento 9 - 10

Ejercicio extraído del libro
Breaking free from compulsive
eating escrito por Geneen Roth.

www.geneenroth.com

Bájate de la montaña rusa

Detente y vuelve a la posición fetal.

Toma decisiones, construye un futuro.

Usa la comida a tu favor.

Comer como lo hacían nuestros ancestros.

Usa la comida como fuente de inspiración, crea tu propio plan de alimentación y vida que nutra tu cuerpo.

Paso 2
Detente y vuelve a la posición fetal

"A veces, hay que aprender de los perros y lamerse las heridas en un rincón solitario"

Carlos Fraga

Tras pasar tanto tiempo dando vueltas y vueltas sin parar, al bajarnos de la montaña rusa nos sentiremos mareados, desorientados, adoloridos y maltratados. Es absolutamente necesario volver al espacio donde eras uno con tu mamá, uno con el todo, porque desde allí obtendrás de nuevo la orientación, la confianza y sanación interior que necesitaremos para transitar un nuevo y desconocido camino, el camino hacia la vida.

En este paso te pediré que te vayas a tu cama, te encorves en solitario pero siempre con el teléfono listo para llamar a la persona que has elegido como apoyo en tu proceso. Mi recomendación es que pares tanto como puedas los quehaceres y actividades diarias de tu rutina.

Permítete parar, el mundo seguirá y ni a ti ni a los que están a tu alrededor les pasará nada.

Decide cuando, sugiérete una fecha y arregla todo para que puedas parar lo más posible las actividades de tu rutina. Si trabajas, pide unos días de vacaciones, si ya no tienes vacaciones, pide reposo, si eres ama de casa, pide ayuda por el tiempo que decidas parar y apóyate en los demás para culminar tu día o días de parada. Si eres estudiante no estudies, pídele a tu médico que te de una justificación porque en verdad te estás enfermando.

Si no paras ahora, lo más seguro es que tu cuerpo te pida reposo pero de la manera que no te va a gustar... a través de una enfermedad. Recuerda, no tienes que justificarte con nadie.

Comienza haciendo esto por una hora, luego por un día o por el tiempo que creas necesario y observa qué sucede.

Date a ti mismo momentos de paz total. Para esto no tienes que esperar a que te regalen un spa, unas vacaciones o una enfermedad. Lo que necesitas es decidir que tu tren de vida pare. Seguro te justificarás diciendo que no puedes porque los demás, el trabajo, tus hijos, tus padres, tus amigos, la escuela, el mundo, todos necesitan de ti. ¿Sabes una cosa?, lo único que se necesita es una decisión de tu parte porque cuando no has estado tú, el mundo continúa sin ti. Es tan fuerte saber esta realidad que nos mantenemos aferrados a cuantiosas actividades para no ver que la vida continua contigo o sin ti.

Una vez hayas establecido la fecha de "parada" prepara todo para no tener llamadas y para saber qué hacer cuando sean llamadas inesperadas. De nuevo, ¿qué pasaría si no te puedes mover de la cama?, ¿qué pasaría si tienes un virus muy fuerte?, es sencillo... NO ESTÁS DISPONIBLE PARA NADIE.

¿Qué hacer cuando no tienes ninguna actividad?... Es muy sencillo, ¡no haces nada!

Justamente haz eso... "nada" y acuéstate en posición fetal. En la mañana, antes de pararte de la cama haz unas veinte respiraciones conscientes, levántate y siente cada paso que dan tus pies, siente la temperatura del piso, busca ponerte algo muy cómodo ya que pasarás un tiempo acostado. Si ya tienes hambre levántate con suavidad y busca que comer, pregúntale a tu estómago que quiere, conviértete en tu propio observador y escribe todo lo que pasa por tu mente.

Quizás digas: "¡Esto es ridículo!, ¡que pérdida de tiempo!", escríbelo todo. Es probable que estos pensamientos te hagan aumentar tu ansiedad y salirte de tu rincón, contrólalos con las respiraciones, vuelve a tu rincón, a la posición fetal y una vez allí ya calmado sigue observándote y toma nota. Pregúntate si quieres ver una película, si quieres leer. No veas noticias ni leas periódico, trata de mantener la mente lo más en blanco posible.

Date la oportunidad de no hacer absolutamente nada.

¿Cuántos minutos u horas eres capaz de durar escuchando tan sólo tu respiración?, toma nota. ¿Estas fastidiado?, ¿por qué?, ¿qué quisieras hacer entonces?, sólo toma nota y de esta manera diluirás el diálogo interno.

Pregúntale de nuevo a tu estómago si tiene hambre y si te responde que tiene hambre entonces pregúntale qué quiere comer. ¿Algo caliente?, ¿frío?, ¿salado, dulce, suave, crujiente, amargo, picante? Cuando estés comiendo, enfócate en tu respiración y en cada mordisco, obsérvate y toma nota.

> *Pregúntate a ti mismo: ¿ya tengo suficiente?, ¿estoy lleno?, ¿realmente quiero más? y al terminar vuelve a tu rincón, acuéstate, arrópate y acurrúcate.*

Al principio quizás sólo logres hacer este ejercicio por unas horas. La mente individual está sumergida en lo que Carl Jung llamó "el inconsciente colectivo" o mente colectiva en donde sin querer estamos sincronizados con los otros seres humanos.

Parar siendo parte del colectivo, requiere de práctica porque la inercia de nuestra rutina diaria y del colectivo hará que nuestra mente y cuerpo traten de seguir en movimiento por un tiempo y eso nos pone nerviosos y de seguro más ansiosos de lo que ya estábamos.

Ten paciencia con la inercia, deja que pase la sensación de HACER,

HACER, HACER y busca tu espacio de tranquilidad.

Por último, acuérdate, no tienes que hacerlo perfecto, ni siquiera lo tienes que hacer bien, lo importante es que confíes en el proceso y sigas intentándo y experimentado.

Bájate de la montaña rusa

Detente y vuelve a la posición fetal.

Toma decisiones, construye un futuro.

Usa la comida a tu favor.

Comer como lo hacían nuestros ancestros.

Usa la comida como fuente de inspiración, crea tu propio plan de alimentación y vida que nutra tu cuerpo.

Paso 3
Toma decisiones, construye un futuro.

Desde que me bajé de la montaña rusa, mi vida y mi relación con la comida han tenido procesos de aprendizaje y cambios, paulatinos pero definitivos. De la misma manera he logrado bajar de peso de forma lenta pero definitiva gracias a que aprendí a tomar decisiones claves en mi vida, muchas de ellas, decisiones que no había tomado anteriormente debido a que siempre pensaba primero en el resto antes de pensar en mi misma o tenía miedo.

Existe una relación muy estrecha en la forma de comer y la definición del carácter. El comedor compulsivo normalmente deja pasar decisiones importantes por temor a molestar a su entorno.

Según mi experiencia, una de las razones por la cuales decidimos comer alimentos adictivos (comida chatarra) cuando no tenemos hambre, es porque preferimos tomar la decisión de comerlos a cambio de tomar otras decisiones más importantes y trascendentales en nuestras vidas.

Comiendo comida chatarra me hago daño yo pero no "molesto" a mi entorno.

Para comenzar a usar la comida a tu favor se requiere que veas la vida de forma integral. La forma como comemos nos muestra como estamos de satisfechos con nuestra vida en general.

Para ayudarte a que veas tu vida de forma integral, es importante entender lo que son las comidas primarias y la necesidad que tiene tu ser interior de ellas.

Cuando dejamos pasar decisiones

que sabemos de corazón debemos tomar, nuestro ser comienza a debilitarse y se convierte en una veleta a merced de los cambios de los vientos. El debilitamiento nos produce mucho cansancio y recurrimos, en exceso a consumir alimentos que nos den energía y nos despierten.

Nadie puede estar enfermo si la acción o decisión que toma es coherente con su sentir

Ejemplo: Si una mujer en su corazón sabe que la relación con su pareja no le genera paz, y en vez de tomar acción y terminar la relación, se queda; esta persona entrará en un conflicto interno diario que la llevará a deprimirse y sin duda alguna a comer de más, para levantar al cuerpo que necesita seguir adelante.

Te propongo hagas el siguiente ejercicio en donde, podrás observar cuales son las áreas relacionadas a la comida primaria que tienes balanceadas y cuales están claramente en déficit. La deficiencia de una comida primaria, hará que tu alma sienta un vacío y tu cuerpo reaccione queriéndolo llenar comiendo sin control algunos alimento.

Ejercicio: El Círculo de la Vida

Este ejercicio te ayudará a descubrir qué alimentos primarios le están faltando a tu alma. El Círculo de la Vida tiene 12 secciones, espiritualidad, creatividad, finanzas, carrera, educación, salud, actividad física, comida casera, ambiente en el hogar, relaciones, vida social y placer.

Observa cada una de ellas y pon un punto dentro de cada espacio que significa el nivel de satisfacción que tienes en cada área de tu vida. Un punto cerca del centro o la mitad del círculo significará insatisfacción, mientras que un punto cerca de la orilla externa del círculo significará máxima satisfacción. Cuando hayas puesto los 12 puntos, únelos con líneas y aparecerá tu propio círculo de la vida.

Mientras más circular sea la gráfica obtenida, mayor balance tendrás en tu vida en relación a las comidas primarias, por otro lado, mientras más deforme sea el resultado de la gráfica, indicará que debes tomar decisiones en algunas áreas para encontrar el balance y alegría en tu vida. Una vez tomes las decisiones adecuadas, estarás en el camino de no tener que llenar esos vacíos del alma con comida.

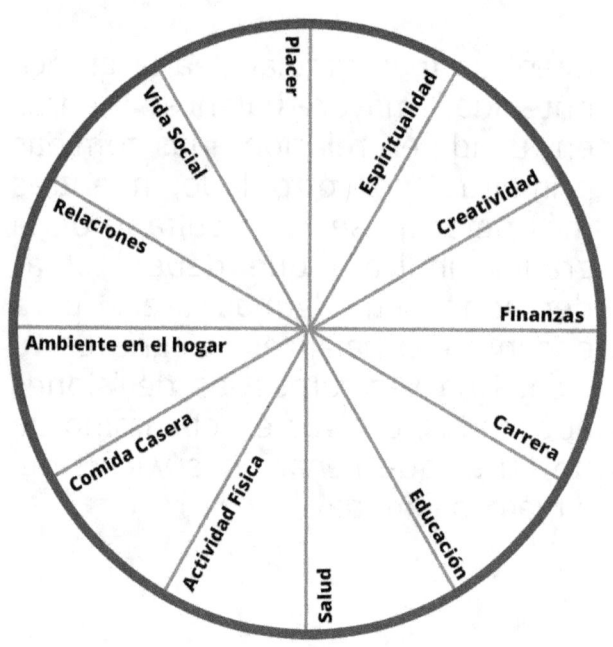

Ejercicio extraído del libro.
Integrative Nutrition pag. 165.

A partir de aquí comenzarás poco a poco y paso a paso a ir tomando decisiones definitivas que te ayudarán a estar satisfecho con tu vida y así poco a poco necesitarás menos y menos de la comida que consumes sin hambre.

A mayor satisfacción con tu vidas, menos serán las veces que comerás sin hambre

---

Bájate de la montaña rusa

Detente y vuelve a la posición fetal.

Toma decisiones, construye un futuro.

Usa la comida a tu favor.

Comer como lo hacían nuestros ancestros.

Usa la comida como fuente de inspiración, crea tu propio plan de alimentación y vida que nutra tu cuerpo.

Paso 4
Usa la comida a tu favor.

". . . Al principio, confía más en lo que te dice tu cuerpo, que en lo que te dice tu mente"

Eckhart Tolle en el libro El Poder del Ahora.

En los pasos anteriores he descrito como las emociones piden comida para mantenerse ocultas y no salir a la superficie. El dejar de comer en momentos que no tenemos hambre, nos permitirá tener la vivencia de las emociones y explorarlas tal como son, de esta manera comenzaremos a resolver más y comer menos.

Es común escuchar frases terroríficas acerca de la comida, tales como:

"Todo lo rico es lo que engorda"
"El dulce me engorda"
"Las proteínas adelgazan"
"Después de navidades hago dieta"
"No puedo comer porque estoy a dieta"

Todas estas frases muy comunes en nuestra cotidianidad, forman parte de una creencia colectiva que coloca a la comida como un objeto al que hay que tenerle cuidado porque ella por sí sola es la personificación del bien y del mal.

Es necesario aclarar que la comida es simplemente una fuente de energía que nuestro cuerpo necesita para funcionar.

Si nos dejamos llevar por el hambre, el cuerpo nos dirá claramente que es lo que quiere, como lo quiere y además cuánta cantidad quiere.

Para usar la comida a nuestro favor es importante que tengamos contacto cada vez más cercano con nuestro cuerpo y cada vez menos con nuestra mente a la hora de comer.

Una vez que hayas descubierto y entendido lo que es tener y sentir hambre, es importante repetir que deberás comer entonces sólo cuando tu cuerpo te diga que tiene hambre y en ese momento le preguntarás a tu cuerpo qué es lo que desea comer. Muchas veces y sobre todo al principio no entenderemos las señales que nos envía nuestro cuerpo lo cual no significa que no sean válidas. Es necesario también entender que incluso nuestro cuerpo nos podría llegar a pedir alimentos que conocemos como nocivos para nuestra salud.

Anímate a hacerle preguntas a cada uno de tus órganos que componen el sistema digestivo, hazlo como un juego, en donde el objetivo es entender que nutrientes son los que estos necesitan. Atrévete a preguntarle a tu estómago que clase de comida quiere, y así con cada uno de los órganos que componen tu sistema digestivo (intestinos, ano, recto, páncreas, vesícula, hígado, boca, estómago, faringe, glándula salivar, esófago, lengua, dientes, encías). Si al consultar al estómago por ejemplo no tienes una respuesta clara, consulta a otro órgano, pero siempre confía más en los órganos de tu cuerpo que en tu mente. Cualquiera de ellos te dirán con más precisión lo que realmente tu necesitas.

Confía en lo que tú quieres no en lo que los demás te dicen que debes comer.

Por ejemplo, los expertos de la salud y nutrición están de acuerdo que consumir vegetales es muy bueno para la salud. Yo estoy de acuerdo con esa afirmación, pero no podemos generalizar, porque hay ocasiones en que los vegetales pueden llegar a ser mortales para algunos individuos.

Hay personas que terminan en el hospital por diverticulitis porque creyeron que debían consumir mucho vegetal, sin entender que los vegetales además de la fibra digerible contienen también fibra no digerible, que en grandes cantidades puede ser nocivo para los intestinos.

Así mismo, hay personas que no toleran tanta fibra porque hay sistemas digestivos que genéticamente son más lentos que otros y la fibra los pone aún más lento, lo que produce una sensación de falta de energía y pesadez provocada justamente por el alimento mundialmente conocido como el mejor para la salud.

Cada persona es distinta a otra y por eso debes confiar en ti y en tu cuerpo más que en nadie. Cada cuerpo tiene sus debilidades y fortalezas, algunos tienen genéticamente propensión a ser más débiles o más fuertes en un órgano del cuerpo u otro y el alimento que puede ser curativo en una región o país puede ser bastante nocivo en otro sitio. En mi práctica cada individuo es diferente y los alimentos que sugiero son diferentes para cada persona.

A continuación una lista de alimentos, como funcionan en el cuerpo, la razón por la cual los ingerimos y algunas recomendaciones:

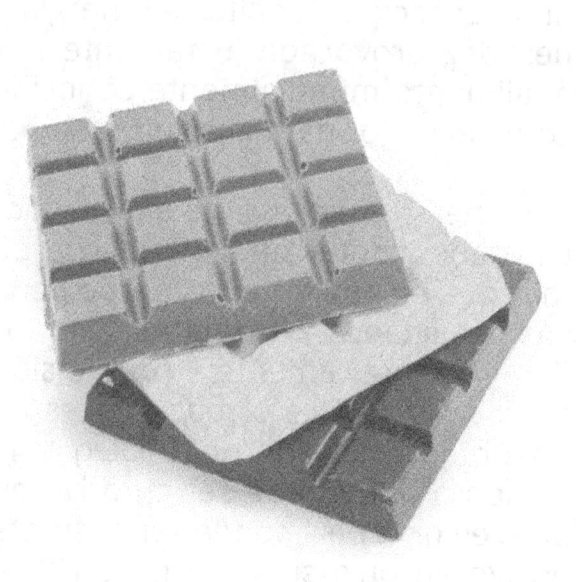

Alimentos dulces procesados
Tortas, galletas, chocolate de leche, caramelos, chupetas, postres de panadería, refrescos, en fin, alimentos que tienen en común el azúcar refinada como ingrediente fundamental.

Funcionamiento:
El azúcar blanca y/o azúcar refinada una vez ingerida, ingresa al torrente sanguíneo muy rápidamente y le proporciona de forma acelerada a las células su combustible básico: el glucógeno.

¿Por qué los ingerimos?:
Cuando el cuerpo nos pide dulces normalmente es porque está agotado, no tiene energía y cuando es hora de comer lo que quiere es que le suplan lo más rápido posible su combustible.

Recomendaciones:
Antes de comer un alimento rico en azúcar evalúa de donde proviene el cansancio que te impulsa hacia él an-

tojo. Una vez hayas comido el dulce, detén la actividad, baja la marcha y descansa. Una herramienta más radical y en mi experiencia funciona muy bien, es que cuando exista esa necesidad avasallante por el dulce no lo comas y a cambio acuéstate y toma si es posible un descanso o una siesta por 10 a 20 minutos, de seguro te levantarás lúcido y sin el deseo impetuoso de comer el dulce. Los antojos por el azúcar pueden ser signos de deshidratación, antes de consumir azúcar, bebe un vaso con agua y espera unos minutos a ver qué sucede.

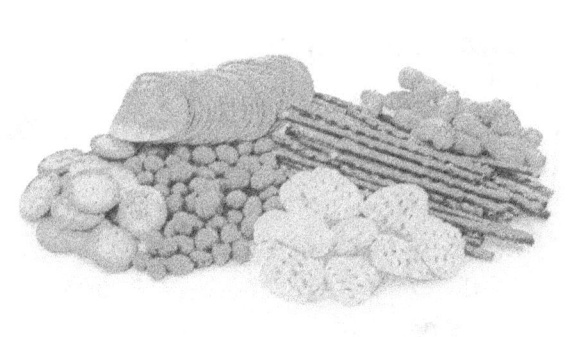

Alimentos Salados

Snacks, popcorn, papitas fritas, doritos, bolsa de tostones, frituras saladas, etc.

Funcionamiento:

La sal es un mineral. Cuando el cuerpo pide algo salado, lo más probable es que necesite minerales.

¿Por qué los ingerimos?:

En el mundo moderno que vivimos, el agua que ingerimos en las ciudades tiene muy pocos minerales debido al alto grado de procesamiento a la cual es sujeta, es por esto que es común que nuestros cuerpos nos pidan minerales... nos pidan sal.

Recomendaciones:

Experimenta que siente tu cuerpo antes de comer la comida muy salada y que siente después. Sustituye la sal procesada por sal marina. Investiga sobre el tipo de agua que consumes. Incorpora a tu dieta, aceite de linaza el cual es muy recomendado para balancear los minerales en el cuerpo. Consulta a un experto, quien te podrá recomendar algunos suplementos que te ayudarán a balancear tu cuerpo en minerales.

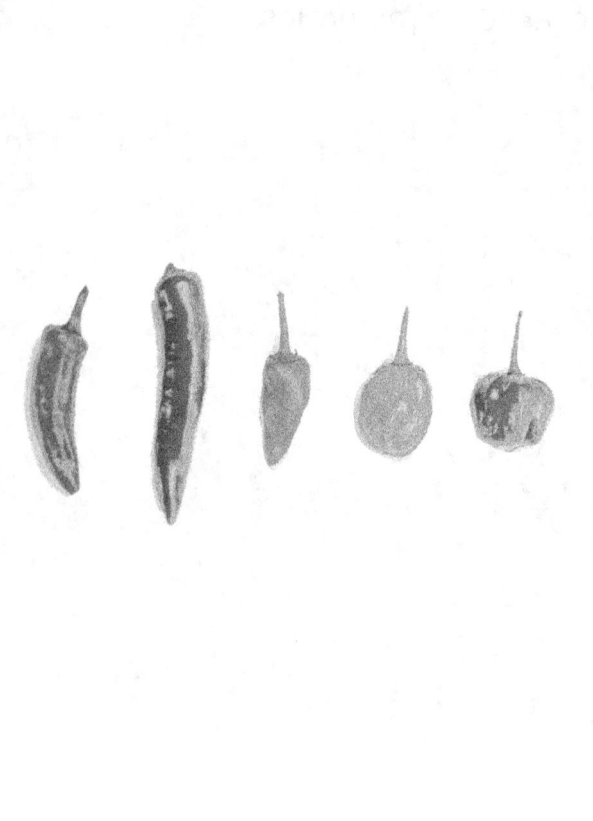

Alimentos picantes
Pimienta, ají, chile, etc.

Funcionamiento:
Sensación de calor, vitalidad, llanto.

¿Por qué lo ingerimos?:
Comemos picante por lo general porque queremos calentar nuestro cuerpo. También cuando vivimos fuera de nuestro país de origen, queremos conseguir un sabor tradicional de nuestra comida criolla que no tenemos y entonces buscamos sobre saborizar la comida. Así mismo, el chile se usa como remedio para la tristeza porque el cuerpo quiere calentar los pulmones y lo logra con este alimento.

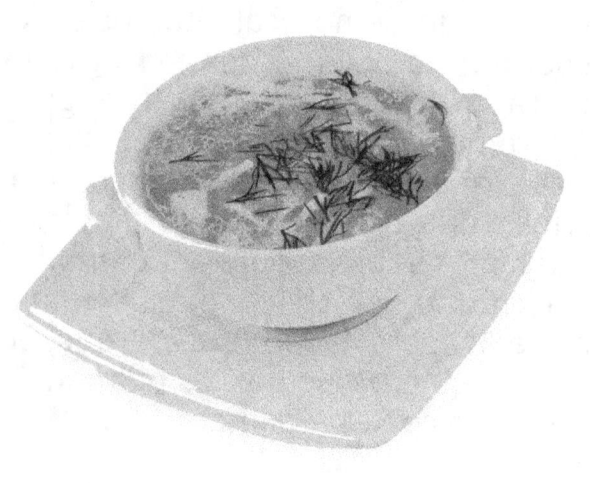

Sopas calientes

Una sopa es una preparación culinaria que consiste en un líquido con substancia y sabor. En algunos casos posee ingredientes sólidos de pequeño tamaño sumergidos en su volumen. Una de sus características principales es que se ingiere con cuchara. Si no tuviera ingredientes sólidos (vegetales o productos cárnicos) se considera un caldo alimenticio, base de todas las sopas.

Funcionamiento:

Nutrición intensa y calentamiento de nuestro cuerpo.

¿Por qué las ingerimos?:

Nuestro cuerpo pide sopa cuando hace frío, cuando hemos recibido una noticia impactante, cuando nuestro sistema inmunológico está deprimido, cuando nuestra alma está triste y cuando necesitamos sentirnos vivos.

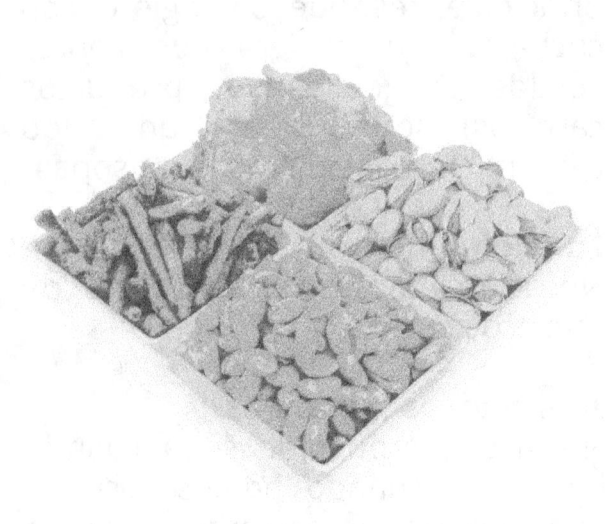

Alimentos Crujientes
Galletas, tostones, semillas y todo lo que suene cuando es masticado.

Funcionamiento:
Cuando ha habido mucho diálogo interno, la boca pide algo crujiente para escuchar el sonido del masticar y callar la mente.

¿Por qué los ingerimos?:
En ocasiones cuando estamos ansiosos, angustiados o estresados y comemos una bolsa de Cheetos, tostones, galletas o pop corn nos sentimos luego mucho mejor. Paramos el diálogo interno por unos minutos y eso relaja nuestro cuerpo.

Recomendaciones:
Escucha más a tu cuerpo que a tu mente, usa la respiración consciente y conectada que te describí anteriormente, date un baño relajante, sal a caminar a respirar aire puro, busca contacto con la naturaleza, date un masaje en el cuerpo. En fin relaja tu cuerpo.

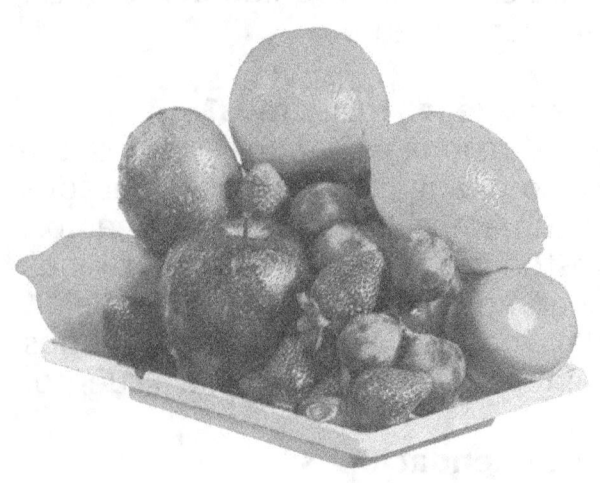

Frutas

Frutos comestibles obtenidos de plantas cultivadas o silvestres que, por su sabor generalmente dulce-acidulado, por su aroma intenso y agradable, y por sus propiedades nutritivas, suelen consumirse mayormente en su estado fresco, como jugo y/o como postre y/o como merienda.

Funcionamiento:

Las frutas al igual que los dulces, tienen azúcar que ingresa al torrente sanguíneo rápidamente y le proporciona de forma acelerada a las células su combustible básico: el glucógeno. La diferencia con el azúcar refinada es que las frutas tienen muchos nutrientes y no fatiga el sistema digestivo al procesarlas como lo hace el azúcar refinada.

¿Por qué las ingerimos?:

Básicamente por la misma razón por la cual buscamos el dulce. Cuando el cuerpo nos pide frutas necesita energía y también necesita refrescarse, las frutas bajan la temperatura del cuerpo y es por esta razón que muchas veces cuando tenemos gripe o fiebre pedimos jugos de fruta para regular la temperatura del cuerpo.

Recomendaciones:
Si tienes ganas de comer dulce, intenta primero con una fruta.

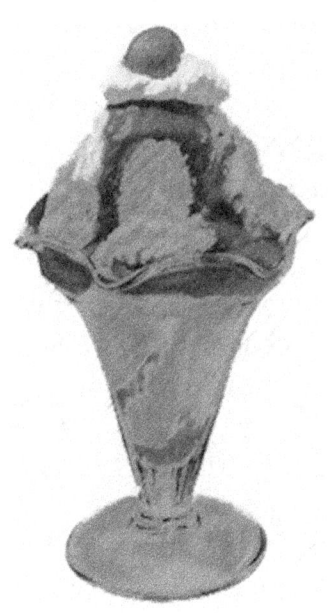

Helado

En su forma más simple, el helado o crema helada es un postre congelado hecho de agua, leche, crema de leche o natilla combinadas con saborizantes, edulcorantes o azúcar. En la actualidad, se añaden otros ingredientes tales como huevos, frutas, chocolate, frutos secos, yogur y sustancias estabilizantes.

Funcionamiento:

En general el helado contiene productos lácteos con toda su grasa, los cuales son uno de los alimentos esenciales para el funcionamiento correcto del cuerpo humano.

¿Por qué los ingerimos?:

Por dos razones fundamentales: Necesidad de grasa para cumplir con importantes funciones y por la necesidad de lácteos.

Recomendaciones:

Si estás deseando comer mucho helado puedes estar necesitando grasa y/o lácteos. Comienza a consumir grasa de la buena siguiendo mi guía del paso 5 y comienza a consumir lácteos saludables (Yogur con toda la grasa, queso blanco con toda la grasa no pasteurizado, crema de leche no ultra pasteurizada y suero).

Este listado de alimentos es una guía, sin embargo, te invito a que sigas curioso y observador con tu propia necesidad biológica, cada persona tiene sus propias y únicas inclinaciones que vale la pena que cada uno las descubra por sí mismo. Muchas de las necesidades de nuestro cuerpo provienen de la forma como nuestros ancestros vivieron y como ellos se desarrollaron, de este último punto hablaré más adelante.

Para usar la comida a tu favor, te recomiendo hacer lo siguiente cada vez que sientas el impulso de comer:

Haz las cinco respiraciones largas y 20 cortas conectadas.

Inmediatamente pregúntate si tienes hambre, si no estas seguro, lo más seguro es que no tengas hambre.

Si no tienes hambre, pregúntate que necesitas entonces.

¿Un abrazo?, ¿una pareja?, ¿descansar?, ¿estar solo?, ¿quieres estar con gente?, ¿llorar?, ¿desconectarte del mundo por un rato? Se curioso en saber qué es lo que realmente quieres si no es comida. En este punto en muy importante comunicarte con tu fuente de apoyo constantemente y sobre todo mientras ganas experiencia. Quizás lo único que quieras es que alguien esté al otro lado escuchándote y quizás comas luego, pero será desde otra consciencia y habrás aprendido algo de ti.

Si tienes hambre, pregúntate qué te provoca comer:

¿Es algo dulce, salado, suave, cremoso, frío, caliente, picante, crujiente, algo que tenga carbohidrato, alguna proteína específica?, ¿te provoca una ensalada o sopa?. Trata de sentir que es lo que realmente tu cuerpo necesita. Siéntate y come con calma lo que hayas decidido comer y una vez que ya sepas que has obtenido suficiente, párate y si sobra comida guárdala porque si algo es seguro, pronto de nuevo tendrás hambre y volverás a comer lo que tu cuerpo necesite.

Finalmente recuerda, no lo tienes que hacer perfecto. Yo nunca lo hice bien, ni todos los días pero nunca dejé de hacerlo.

Bájate de la montaña rusa

Detente y vuelve a la posición fetal.

Toma decisiones, construye un futuro.

Usa la comida a tu favor.

Comer como lo hacían nuestros ancestros.

Usa la comida como fuente de inspiración, crea tu propio plan de alimentación y vida que nutra tu cuerpo.

Paso 5
Comer como lo hacían nuestros ancestros

"Entre los años 1920 y 1960 ocurrió un fenómeno notable en los Estados Unidos, mientras bajaba el consumo de grasa animal y crecía el consumo de grasa hidrogenada e industrialmente procesada, creció dramáticamente la obesidad y las enfermedades cardíacas. (USDA-HNIS)"

Principles of Healthy Tradition Diets. www.westonprice.org

Comer como tus ancestros se refiere a obtener la energía de los alimentos que provienen de una semilla, de la naturaleza como lo hicieron nuestros antepasados. Se refiere a comer la grasa no industrializada, el dulce natural y los animales formados naturalmente. La comida tendrá mejor sabor, mayor densidad de nutrientes y estaremos satisfechos con menos cantidad de comida.

La confusión con respecto a que se debe comer es absoluta. Existen más de 100 dietas en el mercado todas y cada una ellas con argumentos válidos y opuestos a la vez. Todos los días aparecen dietas nuevas clamando que son las mejores por lo cual las viejas ya no son tan buenas, y luego esa misma dieta el año que viene no es tan buena tampoco.

Nos sentimos confundidos debido a que en el fondo sabemos lo que es bueno para nuestro cuerpo porque vivimos en él, pero los medios de comunicación nos bombardean con tanta información que dudamos de nosotros mismos.

Comer bien y saber que comer no es complejo, a cambio es muy sencillo, sólo debemos buscar comer lo que a lo largo de los años le dió a la raza humana fuerza y vitalidad y le permitió sobrevivir hasta el día de hoy.

El ser humano evolucionó a través de los siglos llenando sus células de energía con alimentos provenientes de la naturaleza. Sobrevivió a las más difíciles condiciones y enfermedades con alimento y medicina proveniente de la naturaleza. El alimento y la medicina eran básicamente lo mismo. Nuestro metabolismo fue educado a lo largo de los años, de tal forma que entendiera de escasez, de acumulación de alimentos y principalmente de salud.

Para explicar mejor este punto tomemos el ejemplo de las grasas y el azúcar refinada, alimentos que en la mayoría de las dietas modernas están prohibidos o son racionados por tener gran cantidad de calorías por peso.

En el caso de las grasas el cuerpo las necesita para vivir y sostenerse, sin embargo, cuando recibe un mensaje de escasez, es decir, que no se le ha suministrado grasa por estar en dieta, entonces el cuerpo se preparará para almacenar lo poco que se le vaya a suministrar y también para convertir si es posible cualquier alimento en grasa rápidamente y así protegerse de la escasez.

Haciendo un ejemplo práctico, supongamos que te has propuesto no comer grasa y lo has logrado por unos días, el mensaje que le has enviado a tu cuerpo es, "no hay grasa, hay escasez" y lo que entiende tu cuerpo es que debe estar atento a la más mínima ingesta de grasa para entonces acumularla.

Cuando ingieras algo de grasa el cuerpo correrá a acumularlo ya que el mensaje que les has enviado es de escasez y el cuerpo humano lo único que sabe por instinto es de sobrevivencia. Por otro lado, uno de los alimentos que el cuerpo busca cuando es limitado en su ingesta es el azúcar blanca, la cual es fácilmente digerible y convertible en glucosa, la gasolina de las células. El exceso de azúcar es convertido en grasa "para cuando haya escasez de nuevo".

Las dietas llenas de privaciones producen a la final más gordura, frustraciones y menos salud.

El azúcar blanca es una sustancia que es nueva, se inventó aproximadamente hace 152 años atrás y no llegó a ser mundialmente ingerida como ahora sino desde hace aproximadamente 50 años. Nuestro cuerpo no está diseñado para ingerir tanta cantidad de azúcar blanca como lo hacemos hoy día. La pandemia de la diabetes es sólo un reflejo de que nuestros cuerpos no han evolucionado todavía para asimilar correctamente este alimento.

Estamos conectados con la tierra, con la naturaleza y dependemos de ella. Todo lo que consumamos que no provenga de ella en su 100% nos afecta de alguna manera u otra en nuestra vitalidad.

Si a nuestro cuerpo le suministramos alimentos frescos y vivos tendremos células frescas y vivas, si por el contrario, le suministramos alimentos no tan frescos y no tan vivos, entonces, tendremos células no tan frescas y no tan vivas. Mi intención es que te reconectes con la fuente de energía que proviene de los alimentos que la tierra naturalmente proporciona para que la composición de tu cuerpo sea de células llenas de vida, tu metabolismo esté balanceado y la necesidad de comer de forma desbocada naturalmente vaya disminuyendo. Quiero que aprendas a llenar tu casa de alimentos con alta densidad de nutrientes, de sabor y comas disfrutando la comida.

Es muy importante que sepas lo que es una grasa sana, ya que luego de tanto bombardeo publicitario en contra de las grasas es complicado imaginarse que existan grasas sanas. Las grasas sanas saturadas son aquellas provenientes de animales sanos que han pastado y han recibido luz solar, es decir, no han sido encerrados para engorde y no han sido tratados con hormonas ni antibióticos con el fin de hacerlos crecer de forma rápida y explosiva. Si un animal fue encerrado, no recibió luz solar y además ha sido engordado o agrandado con químicos entonces la grasa producida no será sana. Por otro lado, también son consideradas grasas no sanas las hidrogenadas (Margarinas), aceites de canola, girasol y grasas trans que nuestro cuerpo no sabe procesar.

A continuación te mostraré una guía que te ayudará a tener siempre presente como conseguir alimentos vivos. Me apoyaré en el libro Food Rules de Michael Pollan, y en la asombrosa investigación del dentista Weston A (1870 - 1948) y su fundación *The Weston A. Price Foundation for Wise Traditions.*

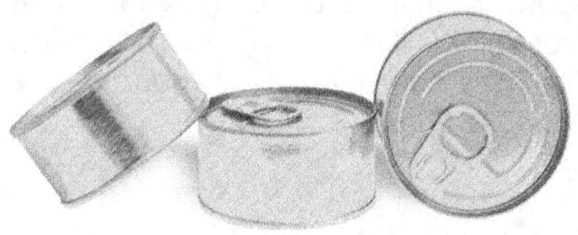

Come comida:

Evita comer comida que no sea comida: Los compuestos que contengan derivados del maíz (sirope de maíz) y de la soya son realmente sustancias hechas por científicos que nadie tendría en su despensa. Imagínate tu despensa llena de Lecitina de soja, sirope de maíz parcialmente hidrogenado, etc. Trata de consumir comida que tu puedas visualizar en la naturaleza, que estés seguro que proviene de una semilla que crece, que viene de un huevo o de una barriga que se reproduce y que llega a tus manos con esa forma. Sin envases, sin marca, sin tapas, sin cajas.

Si viene en una caja, lata, envase y tiene marca entonces busca que no tenga más de 5 ingredientes y cuyos ingredientes tú sepas lo que son. Si no tienes idea de lo que es alguno de los ingredientes entonces no compres esa comida e investiga primero que es y de donde proviene.

Si deseas saber el origen de algún ingrediente, es muy sencillo, ingresa en Google y pregunta.

Las uvas pasas son y serán uvas pasas, las venden en el mercado como tales, el arroz integral, es arroz integral y así lo venden en el mercado. Los frijoles crudos - excluyendo los de lata - son sólo eso, frijoles.

Trata de no consumir productos que hayan pasado por procesos industrializados. Hay productos que vienen de la naturaleza y en el empaque dice que están compuestos por 5 o menos ingredientes pero los mismo han sido modificados por la industria para prolongar su duración en los anaqueles del supermercado.

Come comida que eventualmente se pudrirá. En la medida que la comida sea más procesada, más durará en los anaqueles del supermercado y menos nutrientes tendrá. La comida real esta viva por lo que pronto morirá. Existen excepciones a la

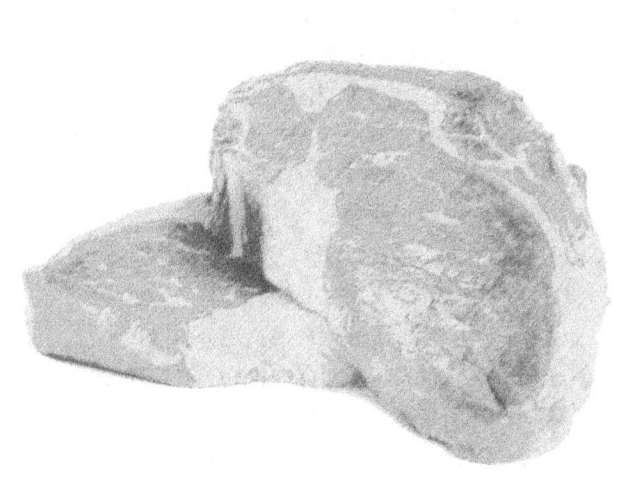

regla, como por ejemplo la miel pero en su mayoría o casi toda la comida natural se pudre rápidamente.

Consume grasa de la buena, te será útil para bajar de peso. Según la investigación realizada por más de 10 años por el dentista Weston A Pride, en la cual observó la salud dental de civilizaciones aisladas en el mundo que no habían sido afectadas por la civilización occidental y por lo tanto tampoco por la dieta conveniente moderna, encontró que todas estas comunidades consumían entre un 30 % a un 80% de grasa y no existía gente gorda, por el contrario eran poblaciones muy saludables y el porcentaje de caries era muy bajo. Las grasas son y fueron necesarias para el funcionamiento adecuado del cuerpo humano y por ende para la subsistencia de la especie.

Existen hoy día cientos de estudios que muestran que consumir grasa saturada de buena calidad (mantequilla, grasa de ganado, grasa de cerdo o manteca, crema de leche, todas provenientes de animales que hayan crecido comiendo pasto y alimentos sanos, criados al aire libre sin antibióticos ni hormonas) es vital para la salud del ser humano y ayudan de la siguiente forma:

- Producción de Hormonas.
- Proteger los órganos internos y aislarlos del frío.
- Mantener la regularidad de las deposiciones fecales.
- Reservorio de energía cuando los carbohidratos escasean.
- Cubrir y proteger cada célula de nuestro cuerpo.
- Mantener estabilidad mental y concentración.
- Prevenir los antojos por carbo-hidratos.
- Son esenciales para el crecimiento y desarrollo del cerebro de los bebés.
- Protegernos de las toxinas del ambiente, los alimentos con

pesticidas, mercurio, químicos de las vacunas, del agua que bebemos, de los productos de limpieza, entre otros.

En conclusión, la grasa sana saturada nos protege y por eso nuestro cuerpo se empeña en almacenarla y poseerla. Adicionalmente, entre los beneficios que tiene la grasa hay uno que de seguro te va a gustar y es que aunque no lo creas, comer grasa saludable o ecológica te mantendrá delgado.

La grasa es necesaria para el buen funcionamiento de la glándula de la tiroides y entre otras cosas también ayuda a mantener los niveles de serotonina adecuados. Cuando la glándula de la tiroides no funciona adecuadamente el metabolismo pierde velocidad y ganarás peso fácilmente, por otro lado, cuando no se tienen los niveles de serotonina adecuados el cerebro no puede determinar si estás lleno o no ya que esta hormona es la que te hace sentir satisfecho.

Si evitas comer grasas saturadas buenas, tu cuerpo las buscará desesperadamente y las obtendrá de los carbohidratos simples tales como azúcar blanca y harinas blancas.

Tu cuerpo tiene la capacidad de convertir los carbohidratos en grasa para entonces luego almacenarla.

Evita los aceites vegetales, margarinas y grasa trans:

Todos estos tipos de grasa que se usan normalmente en todos nuestros platos, vinieron a sustituir las grasas animales que se usaban tradicionalmente en nuestra alimentación porque las mismas de forma errónea se consideraban "nocivas" para nuestra salud. El consumo de esto nuevos y modernos tipos de grasas aumentó básicamente porque ayudaban a la industria de la comida a mantener por más tiempo los alimentos en los anaqueles.

No consumas aceite de canola, aceite de girasol o cualquier otro nuevo que aparezca. Los únicos aceites vegetales que no pasan por un proceso nocivo para el cuerpo son: aceite de coco y aceite de oliva extra virgen. Ambos pueden ser usado a altas temperaturas sin perder su composición saludable.

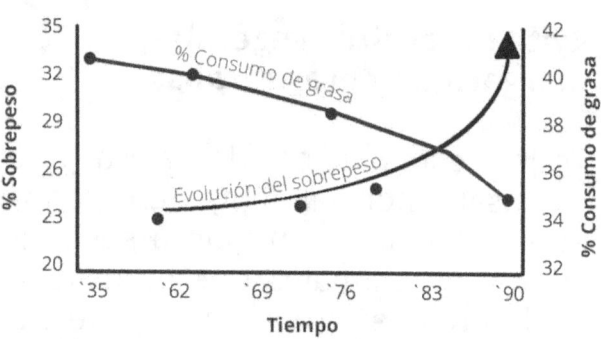

Consumo de grasa saturada en la dieta y obesidad en los Estados Unidos
Fuente: Alfred J. Amer Dietetic Assoc 95 417-420 (1995)

Como se puede ver en el gráfico, tiene sentido volver a comer como lo hacían nuestros ancestros, momentos en los cuales, las personas consumían grasa animal y la obesidad era algo muy raro.

Para mayor información de donde puedes conseguir alimentos vivos te invito a que te inscribas en la organización sin fines de lucro *The Weston A. Price (www.westonaprice. org)*. Por otro lado si vives fuera de los Estados Unidos tendrás más chance de conseguir comida viva. Y en última instancia tan sólo saboreando la comida, usando tu intuición y sentido común te podrás dar cuenta si la comida es fresca, viva y saludable o no.

Evita las comidas que digan que son buenas para tu salud. Todas las cajas y envases que tengan escrito frases alusivas a que son buenas para la salud, son precisamente los alimentos menos nutritivos del supermercado. Por ejemplo, de la margarina se decía que era más sana que la mantequilla y luego resultó que estaba llena de grasa trans y resultó ser un alimento creador de enfermedades del corazón. ¿Por qué las berenjenas o el pescado fresco del supermercado no dice en su etiqueta "Fresco y saludable"?, sencillamente porque los agricultores no van a gastar dinero en un paquete diciendo algo que es obvio. Así mismo, los cereales que vienen en caja, es notable el esfuerzo de la industria en decir en su empaque muchas cosas "buenas" de ellos, porque en todo el proceso industrial que hay detrás de cada caja de cereal se van dejando en el camino millones de nutrientes que luego son agregados de forma sintética (no naturales) en cantidades mínimas, para darle al mercado lo que pide. "Estar saludable".

Evita comidas que digan non fat - sin grasa - low fat - bajo en grasa. De nuevo, ¿nuestros ancestros hubieran

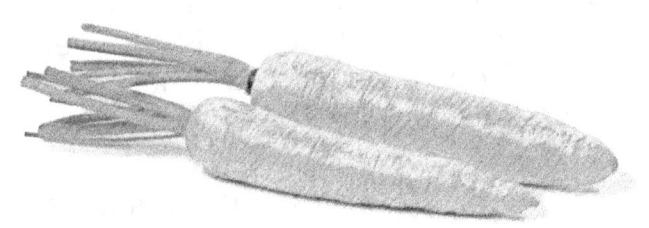

consumido un alimento que en la caja dijese "bajo contenido de grasa"?. Los alimentos o tenían grasa o no tenían, de hecho consumían las parte del animal que más grasa tenía.

"Desde que esta campaña de "low fat" comenzó en las década de los años 70 en los Estados Unidos el americano promedio viene consumiendo 500 calorías adicionales por día mayormente en carbohidrato refinado como el azúcar". *Michael Pollan, Food Rules pagina 21.*

También, los alimentos bajos en grasa pueden reducir la cantidad en nuestro organismo de las vitaminas A y D, esenciales para el funcionamiento correcto del cuerpo.

La Vitamina A es necesaria para:

- Asimilar la proteína.
- Asimilar el calcio.
- Crecimiento correcto.
- Prevención de defectos en el feto.

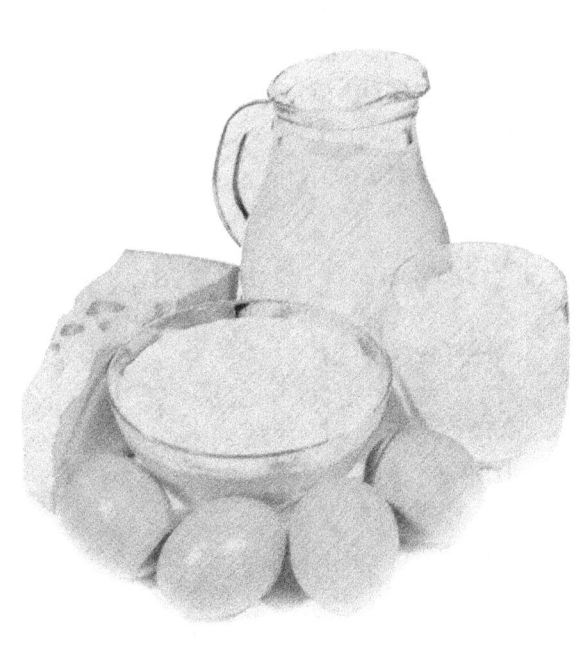

- Funcionamiento adecuado de las glándulas.
- Funcionamiento adecuado de la tiroides.
- Funcionamiento del sistema inmunológico.
- Producción de las hormonas sexuales.

La Vitamina D es necesaria para:

- Mantener un sistema inmunológico fuerte.
- Mantener el sistema nervioso.
- Incrementar la longevidad.
- Mantener la piel sana.
- Mejorar el tono muscular.
- Metabolización de los minerales.
- Crecimiento adecuado.
- Tener huesos sanos.
- Producción de la insulina.
- Funciones de las células.
- Producción de sustancias químicas que te hacen sentir bien.

"La vitamina D proveniente de la manteca de cerdo criado naturalmente al aire libre, sin antibióticos ni hormonas, ayuda al cuerpo a producir neuro-químicos que lo protegen contra la depresión".

www.westonaprice.org

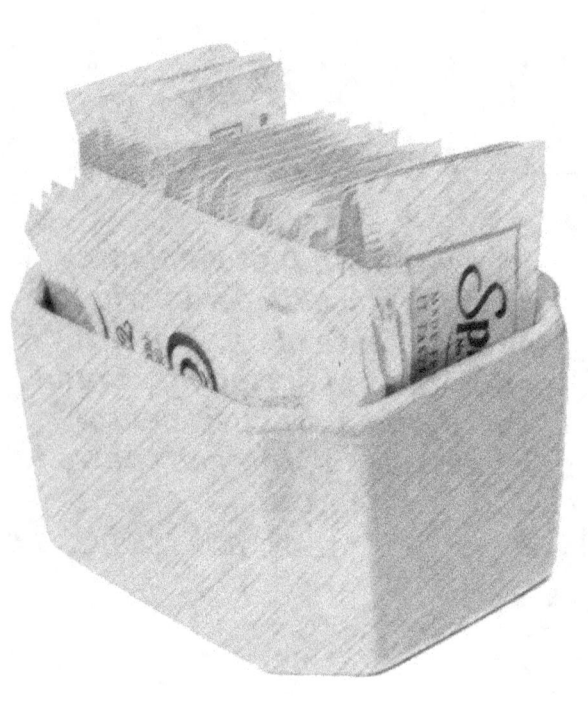

El dulce.

Es el sabor más buscado por el ser humano porque posee gran fuente de energía. Sugiero sustituir el azúcar blanca por dulces naturales con alto contenido de nutrientes como la miel cruda, el sirope de maple, la panela o papelón también conocido con los términos: Rapadura, tapa de dulce o atado dulce. Elabora los postres endulzando con los mismos, consúmelos moderadamente, también sugiero satisfacer esa necesidad comiendo fruta.

Es preferible que le añadas azúcar a tu café que añadirle cualquier tipo de edulcorante que promete no engordar. Se han hecho mucho estudios respecto a los grados de toxinas que contienen estos edulcorantes artificiales, tanto la FDA *(US food and drug administration)* y la Comisión Europea establecen que estos alimentos son tóxicos para el cuerpo humano.

Aún no han prohibido estos edulcorantes porque se cree que presentan peligro cuando se consume en inmensas cantidades y que las cantidades consumidas promedio por cada ser humano son mucho menores.

El problema es que hay personas más sensibles que otras y para algunas personas, pequeñas cantidades les pueden afectar principalmente en su sistema neurológico. Es como la penicilina, para algunos es un medicamento mortal mientras que para otros significa la salvación, la vida.

Así mismo, existe documentación de personas que padecían depresiones y al eliminar las sodas light, la condición depresiva mejoró notablemente. Mi recomendación es que si consumes edulcorantes, déjalos poco a poco y busca bebidas gaseosas como el agua carbonatada o agua con gas con limón y colócale alguno de los endulzantes naturales que mencioné anteriormente.

Paga más come menos: En la dieta moderna existe una relación directa entre el costo de la comida y el valor nutricional de la misma. Pagar más implica que vas a consumir mejores alimentos, que no sólo tendrán más nutrientes sino que también te satisfacen más y al estar más satisfecho consumirás menos comida. Adicionalmente, enfermarás menos y por ende gastarás menos en medicinas, médicos y atención hospitalaria.

Come más en casa, menos afuera casa.

Al preparar la comida en casa tu controlas la cantidad de sal, azúcar, grasas buenas, como también el no uso de grasas malas y el no uso de preservativos. Todo en casa será mucho más sano que comer afuera. Si quieres comer frituras, dulces, pastelería o helados, preferiblemente hazlo en casa. Si vas a comer comida chatarra hazla en casa, puedes comer papitas fritas, pastel de chocolate o galletas, pero cocínalas tu mismo, en tu casa y de esa forma evitarás ingerir muchas sustancias nocivas que poseen los alimentos chatarra industrializados.

Para estas recetas recomiendo usar siempre aceite de coco, grasa de cerdo sano o mantequilla, todas ellas grasas que no sólo le darán más sabor a tu comida sino que están hechas para tu cuerpo. Así mismo, podrás comprobar que un pastel sabe igual de rico con una taza de azúcar que con tres tazas.

Procura usar endulzantes naturales y si vas a usar azúcar blanca es mejor consumirla mezclada con grasas, ya que el efecto metabólico de esta mezcla es mejor en conjunto que consumir azucar en solitario.

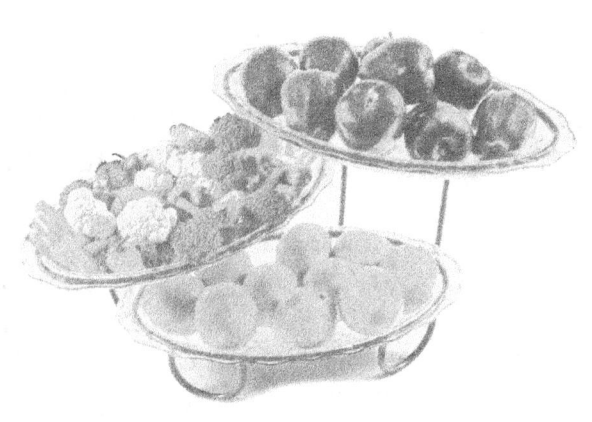

Consume los alimentos según la temporada.

Consumir los alimentos de la temporada es una manera de alimentarte en sustentabilidad con la naturaleza. No solo le harás bien al ambiente, también a tu cuerpo porque la naturaleza provee en el momento lo que tu cuerpo necesita.

Una manera de estar en tono con estos alimentos, es consumir cada vez más alimentos que se hayan producido en la región o país donde resides. Infórmate bien que se produce en tu país y busca consumir aquellos alimentos que son de la estación. Como un ejemplo: Las frutas en invierno no crecen y los animales se adaptan a no tener ese alimento, de hecho si lo llegan a consumir su temperatura corporal bajaría lo que les podría causar hipotermia y morir, las frutas son alimentos creados que deben ser consumidos cuando la temperatura deja de ser fria.

- Consume vegetales frescos.
- Caliéntalos a fuego lento al vapor y colócales aceite   de oliva o mantequilla.
- Consume frutas frescas, preferiblemente orgánicas.
- Prepara caldos de pollo o carne con los huesos del animal. Consúmelos constantemente. Úsalos en cremas, salsas, guisos y como base para hacer arroz integral.
- Usa sal marina no refinada.
- Usa solamente aceites vegetales tradicionales. Aceite de oliva extra virgen y aceite de coco.
- Toma regularmente aceite de hígado de bacalao que contenga por lo menos 10.000 IU de vitamina A y 1.000 de vitamina D por dosis.

No hagas más nunca una dieta baja en calorías ni baja en grasas.

Muchos de nuestros ancestros que vivieron guerras y hambrunas, al llegar a nuevas tierras consumían lo que estaban acostumbrados pero con más más voracidad, debido a la hambruna que habían sufrido.

En la medida que el cuerpo pasa hambrunas se va volviendo más eficiente y aprende a aprovechar la abundancia acumulando el exceso de alimento en forma de grasas y así se prepara para la posible próxima hambruna. Mi abuelo murió a los 60 años siendo muy gordo. Él comía como sus ancestros, pero mi papá cuenta que no paraba de comer. Mi abuelo se vino de Italia después de la primera guerra mundial en 1918. No le contó nada de la guerra a mi papa, lo único que dijo alguna vez fué que en su país habían desaparecido los perros, los gatos y hasta las ratas. La hambruna que sufrió, debió haber sido muy dura.

Después que el cuerpo humano pasa por un proceso de escasez por falta de comida, toma una actitud mucho más agresiva con respecto a que comer y cómo almacenarlo en el cuerpo. Obviamente existen personas que no son afectadas por el ayuno pero hay otras que sí les afecta y mucho. Para las personas que hemos hecho por mucho tiempo dietas bajas en calorías y grasa, le hemos hecho creer al cuerpo que estamos en una guerra.

Démosle al cuerpo lo que necesita, el cuerpo irá soltando el exceso de peso poco a poco, en la medida que que confiemos en él y le demos los alimentos adecuados.

Consume animales que hayan sido alimentados con pasto, reciban sol a diario y que no hayan recibidos antibióticos ni hormonas. Consume huevo de gallinas que hayan sido criadas al aire libre. Así mismo, consume aves con dietas vegetarianas, al aire libre y busca aquellas que no se les hayan suministrado hormonas ni antibióticos, tal y como las consumían nuestros ancestros.

Al consumir estos animales estamos dándole al cuerpo alimentos con más densidad de nutrientes. Un animal que no vea el sol no puede poseer en su carne vitamina D en la misma cantidad que un animal que vivió la mayor parte del tiempo en el sol. El sol afecta incluso el pasto y los alimentos que consumen los animales que viven en contacto con él. Por otro lado, el uso de antibióticos en la producción animal se implementó debido a que los animales que no reciben sol tienen sistemas inmunológicos más débiles que aquellos que sí lo reciben.

Incluye productos fermentados en tu plan de comida diaria.
Yogur, Kefir, chichas fermentadas de cada localidad, encurtidos caseros, suero (leche fermentada). Todas las civilizaciones consumían algún tipo de alimento fermentado para darle

al organismo bacterias buenas para tener sistemas digestivos fuertes y por tanto sistemas inmunológicos fuertes.

Consumo de cereales, legumbres o frijoles y nueces.

Ejemplos de cereales son: avena, maíz, trigo, arroz integral, cebada y centeno. No confundir los cereales con los productos tales como Corn Flakes, Cheerios y cualquier otro similar, que dicen ser muy saludables pero la verdad es que son alimentos muy procesados y con muchos aditivos químicos y sobre todo mucha azúcar.

Las legumbres o frijoles son: frijoles negros, frijoles rojos, lentejas, arvejas, garbanzo, maní, merey, etc.

Nueces o semillas: almendra, pistacho, avellanas, etc. Todos ellos alimentos que contienen muchos nutrientes que incluyen vitaminas B, minerales y grasa.

Estos alimentos tienen algo en común y es que deben saberse preparar, no hacerlo de la manera apropiada podría causar indigestión o sensación de estómago pesado.

A continuación, algunas ideas para preparar estos alimentos.

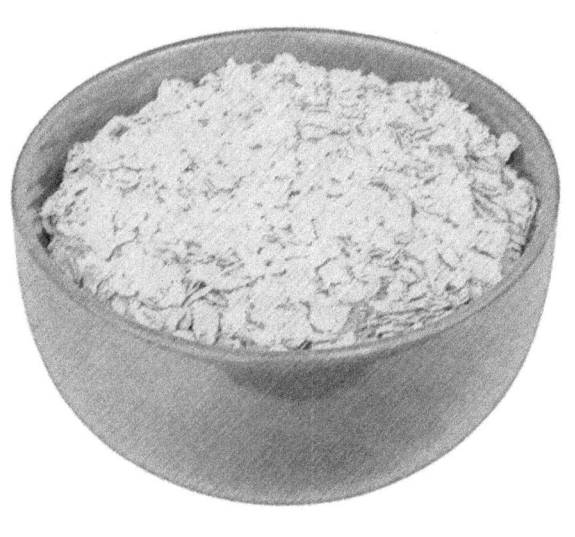

La avena:

Remójala por la noche en agua a temperatura ambiente con un poco de sal marina, un toque de limón, vinagre o yogur, prepárala como gustes al día siguiente.

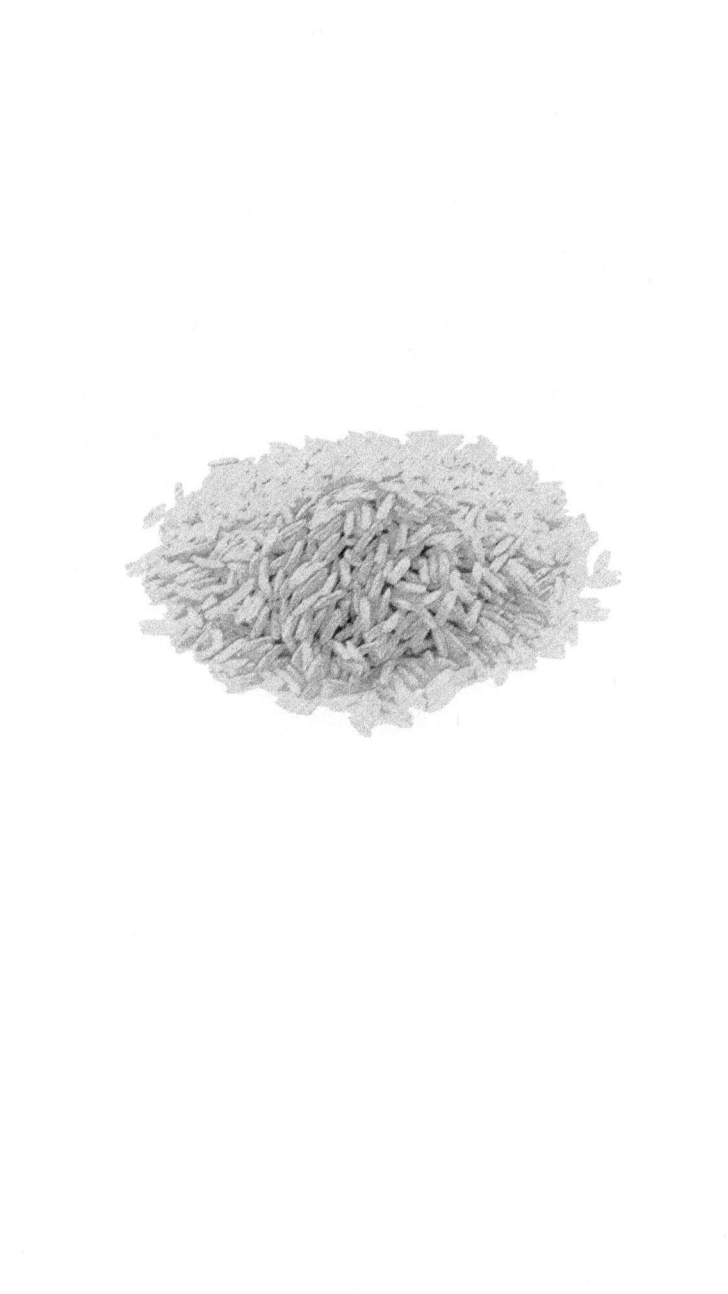

El arroz integral (Una taza de arroz):

Remoja una taza de arroz por la noche en tres tazas de agua a temperatura ambiente con un poco de jugo de limón, vinagre o yogur. Antes de cocinarlo separa el arroz del agua utilizando un colador. Hierve la taza de arroz previamente remojada en dos tazas y media de agua fresca o caldo de pollo, añade al gusto mantequilla y sal marina. Deja que el agua hierva hasta que se reduzca al nivel del agua en el arroz. Cubre la olla y baja la temperatura a fuego lento y espera a que se haya evaporado la totalidad del agua para finalmente apagar la cocina.

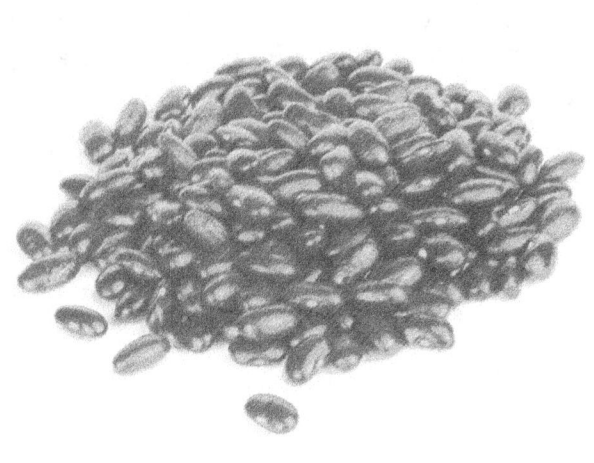

Legumbres o frijoles:

Frijoles como los negros, los rojos y los blancos, deben ser remojados mínimo 12 horas en agua, luego se bota el agua y se cocinan en agua fresca. Las lentejas se dejan remojar cerca de 7 horas y se aplica el mismo procedimiento que a los frijoles anteriores. Las arvejas sólo deben ser remojadas por 3 horas pero los garbanzos si debemos dejarlos remojar por 24 horas o más.

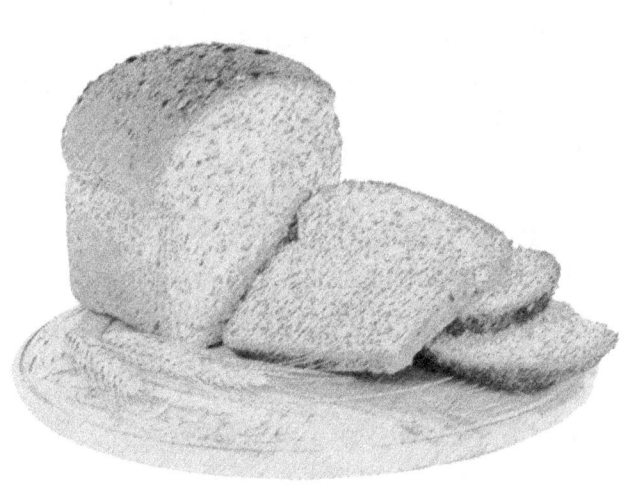

Trigo, maíz, cebada y centeno:

Consumir nuestro pan de cada día de manera saludable es una tarea difícil. El pan producido con estos cereales requiere de un largo proceso de fermentación para que sea un alimento saludable para el cuerpo humano. Nuestros ancestros lo sabían intuitivamente y usaban procesos que son muy difícil de encontrar hoy día.

Es importante que consumas pan que no tenga azúcar e investiga en tu localidad si elaboran pan artesanal con toda la semilla germinada.

La harina de maíz pre cocida que venden en los mercado es mejor que cualquier pan de trigo comercial. Tan sólo agrégale afrecho o salvado de trigo (bran en inglés) y tendrás un pan de bajo índice glicémico que te dará la energía que busca el cuerpo.

Ahora, si deseas ir más lejos y consumir el pan de maíz o de trigo con todos sus nutrientes y energía los debes hacer en casa. También existe otra forma de pan que consumen los nativos americanos y el pacífico proveniente de la yuca llamado Casabe. Hoy día es un alimento espectacular ya que tiene toda la energía y nutrientes propios de un tubérculo lo cual lo hace un sustituto sano excelente para la necesidad de tu cuerpo por el pan.

Pregúntale a tu mamá, a tus abuelos o a personas relacionadas con tus ancestros.

- ¿Qué comían ellos principalmente?
- ¿De donde son tus orígenes?
- ¿Cuál proteína comía en mayor cantidad?
- ¿Cuáles cereales usaban para hacer el pan de cada día?
- ¿Cómo preparaban la comida?
- ¿Cuál alimento fermentado hacían?

- ¿Sufrieron hambrunas en el pasado?
- ¿Vivieron alguna guerra y sus hambres?

Las respuestas a estas preguntas te darán mucha idea de que alimento es más compatible con tu cuerpo.

Por ejemplo: Una vez hice la dieta de consumir siempre granos, la cual me encantó, eventualmente tuve que pararla, porque no toleré bien grandes cantidades de granos y porque la dieta me aburrió.

Sin embargo, me dí cuenta, que si utilizaba los granos como acompañantes regulares de mis almuerzos me mantenía satisfecha por más tiempo y en pequeñas cantidades los digiero bien. En mi caso particular, necesito ver en mi plato por lo menos 4 cosas diferentes y cuando pongo granos en una de mis porciones me siento mucho más satisfecha el resto del día.

Bájate de la montaña rusa

Detente y vuelve a la posición fetal.

Toma decisiones, construye un futuro.

Usa la comida a tu favor.

Comer como lo hacían nuestros ancestros.

Usa la comida como fuente de inspiración, crea tu propio plan de alimentación y vida que nutra tu cuerpo.

Paso 6

Usa la comida como fuente de inspiración, crea tu propio plan de alimentación y vida que nutra tu cuerpo.

Es común escuchar sobre alimentos malos o buenos, cantidades buenas o malas, también es fácil observar que este criterio varía entre los distintos tipos de dieta, distintas razas, distintos orígenes, diferentes nutricionista e incluso simplemente la moda y el mercadeo del momento.

La idea fundamental de mi programa no es decir que esto que yo les propongo es lo bueno y lo que han venido haciendo es lo malo, por el contrario, la idea es que tu descubras por ti mismo cuál es el programa que mejor se adapta a ti mediante la experiencia en tu propio laboratorio de investigación que es tu cuerpo.

En este último paso propongo que hagas tu propio plan de alimentación usando como base mis recomendaciones, tu experiencia en dietas y tu curiosidad por encontrar que tipo de alimentos tu cuerpo te pide cada día.

Durante el proceso de observación de tu cuerpo, sugiero te hagas las siguientes preguntas:

- ¿Cómo me siento cuando como cada 3 horas, tres veces al día o 4 veces al día?
- ¿Cómo me siento mejor?
  - ¿Comiendo con hambre y sin horario?
  - ¿Con hambre y con horario?
  - ¿Sin hambre y con horario?
  - ¿Sin hambre y sin horario?
- ¿Me gusta planificar mis comidas?
- ¿Soy de las personas que no tiene tiempo para planificar?.
- ¿Cuáles alimentos incluía una u otra dieta en la cual me sentía bien y en balance con mi cuerpo?
- ¿Cuáles parámetros o estilos de otras dietas me hacían sentir bien?
- ¿Cuáles dietas me hicieron daño y nunca más las vuelvo hacer?

No se pierde peso huyendo de la comida que AMAS. No huyas de la comida úsala a tu favor.

Para entender cuales son los nutrientes que necesita tu cuerpo de esa comida que tanto amas, haz el siguiente ejercicio:

Sal al mercado y busca la comida que AMAS. Piensa en aquellos alimentos que te emocionan cuando llegas a casa. Busca la comida que consumes cuando estás estresado, angustiado, feliz, eufórico, tu comida favorita, la que consumes sin hambre y sobre todo aquellas que toman el control de tu voluntad y no puedes parar. Cómpralos y llévatelos a tu casa. Sentado frente a estos alimentos y observa los ingredientes que se repiten entre un producto y otro.

Observa los 3 o 4 primeros ingredientes del contenido, siempre son los ingredientes que más proporción contiene el alimento.

IMPORTANTE: escribe en una lista esos 3 o 4 ingredientes ya que esos son los que tu cuerpo está necesitando o carece en ese momento, porque más adelante trabajarás en reemplazarlos por alimentos sanos.

Durante las primeras semanas del plan de comida que vas a crear, incluye en cada día una porción de esos alimentos, esta porción debe ser suficiente.

Por ejemplo: Si escogiste el helado como el alimento que AMAS, entonces vas a dividir lo que te comes en una sola sentada entre porciones para cada uno de los días.

Luego y en la medida que vayas regulando y balanceando tu organismo, vas a sustituir ese alimento por uno hecho en casa o por uno que se acerca más a su forma natural y saludable. Siguiendo el ejemplo anterior, de seguro te animarás en hacer helados caseros con los ingredientes principales pero naturales. Siendo el principal ingrediente de un helado los lácteos, puedes comenzar a consumir lácteos pero aquellos de origen orgánicos no pasteurizados con toda su grasa.

Quesos, nata, crema de leche, yogurt, leche completa, etc. Te darás cuenta que poco a poco ya no tendrás que sufrir para no consumir el alimento que AMAS, de hecho ya no lo amarás tanto.

Siéntete libre de escribir a mi dirección de correo de la última página del libro para que me preguntes cualquier duda que tengas, como por ejemplo:

- ¿Dónde buscar el alimentos que

estas necesitando en versión sana?

- ¿Qué necesidad tienes realmente que no puedas entender? y así tu cuerpo entre en balance y armonía con la naturaleza la mayor parte del tiempo

Ejercicio: Creación de tu propio plan de alimentación y vida:

En la creación de un plan de alimentación y vida personalizado sugiero determines lo siguiente:

¿Te gusta comer o no comer entre comidas?

Determina cuáles son los momentos del día en que te gusta comer en abundancia, en mi caso, me gusta comer un generoso desayuno, seguido de un almuerzo normal a ligero más un dulce de postre y una cena equilibrada; pocas veces meriendo.

Cantidad y tipo de ejercicio o movimiento que tu cuerpo quiere hacer, ¿en la mañana?, ¿en la tarde?, anota cuantas veces a la semana. Se puede dar el caso que no te guste hacer ejercicio, tras lo cual sugiero comiences con cualquier tipo de movimiento que disfrutes, como puede ser el caso de una caminata por la naturaleza, solo o con tus amigos o bailar.

Determina el alimento que te produce ansiedad y define cuándo y cómo lo vas a comer.

Determina cuantos vegetales y hortalizas frescas tu cuerpo acepta y te genera satisfacción.

Piensa en la cantidad de carbohidratos complejos que requieres y si los tienes que agregar en todas las comidas o no.

Determina la cantidad de grasa sana que vas a ingerir a diario y cuales grasa quieres consumir.

Por ejemplo: Para mi cuerpo es más importante la grasa que proviene de los lácteos no pasteurizados que la grasa de la carne o del aceite de oliva.

Determina que proteína animal deseas comer y cuantas veces a la semana o al día.

Comprende cuando y como comer las frutas. Yo consumo poca fruta. En días que hace calor las consumo con gusto y en las mañana las consumo en batidos pero no soy amantes de ellas.

En relación a los granos, determina el cómo, cuánto y cuándo comerlos.

El consumo de caldos o sopas.
¿Cómo lo quiere tu cuerpo? ¿sólo el caldo o con hortalizas?, ¿todos lo días?, ¿cuántas veces a la semana?, ¿te gusta de merienda?, ¿sólo con

cilantro y caldo?

El consumo de alimentos crudos.
¿Te gustan las ostras?, ¿prefieres el carpaccio?, ¿te fascina el ceviche?, ¿qué consumían tus abuelos y ancestros?, ¿puedes obtener leche cruda y confías en el proveedor?, ¿te gustan los alimentos crudos más de tipo vegetal que del tipo animal?.

Por ejemplo: ¿prefieres el aguacate y las frutas a un ceviche de camarones? En mi caso me gustan mucho más los alimentos crudos de tipo animal y cuando consumo ceviche disfruto mucho incluir aguacate. También prefiero la leche cruda.

Alimentos fermentados.
¿Cuáles alimentos fermentados has consumido en el pasado?, ¿Cuáles alimentos fermentados consumían tus ancestros: abuelos, bisabuelos?, ¿tus padres que comían cuando eran pequeños?, ¿con cuáles quieres comenzar a probar? El yogur es un

alimento que se consigue en todos lados, procura consumir los que tengan toda su grasa.

El suero es un alimento muy común en los países latinos y lo puedes encontrar en los mercados, de igual forma es muy fácil hacerlo en casa.

Escribe una lista de las dietas que más te han gustado y en donde te hayas sentido bien. Hazte las siguientes preguntas:

- ¿Cuáles alimentos te han gustado?
- ¿Cuáles meriendas te han satisfecho más?
- ¿Cuáles elementos de las dietas todavía usas?
- ¿Con cuáles reglas te sientes mejor?

Es importante que incluyas en este plan de alimentación los alimentos que AMAS. Esto es importante debido a que si te inhibes de comerlos de forma dramática, a los días estarás solo pensando en ellos y muy probablemente des vuelta atrás y entonces comiences a comerlos sin parar y te frustres.

Recuerda y agrega las salsas que te hayan gustado.

Sugiero le des gusto a tus comidas como lo hacía tu abuela o tu mamá. Si disfrutas la mayonesa para dar sabor, agrégala pero trata de hacerla en casa y con aceite de oliva.

Por último utiliza mis sugerencias nombradas en el punto 4 para hacer de la comida moderna una comida tradicional.

Haz algún tipo de ejercicio físico pero asegúrate que sea algo que disfrutes hacer. Lo que sea que te permita mover tu cuerpo y que tu disfrutes.

Si no has conseguido nada que te guste hacer todos los días entonces tan sólo camina más, por ejemplo, estaciona tu carro mas lejos de tu destino, sube las escaleras en vez de tomar el ascensor, sal y pasea con tu hijo, amigo, etc., vayan en bicicleta a pasear juntos, si tienes un perro camina un poco más a la hora de sacarlo a pasear. **Procura moverte cada día más y más.** Prueba con ejercicio de bajo impacto como pilates o yoga o cualquier arte marcial que te llame la atención, prueba y prueba y descubre con cual ejercicio te sientes feliz y te da realmente energía. Por otro lado, si eres de las personas que están obsesionadas por los ejercicio de alto impacto te voy a pedir que no fatigues tu cuerpo ni lo sometas a excesos, porque hacer esto es lo mismo que hacer una dieta baja en calorías y sobre todo baja en grasa.

Muchas personas cuando comienzan hacer ejercicio de alto impacto les da más hambre y se molestan porque no entienden que el cuerpo va por un lado pidiendo comida porque siente hambre y la mente por otro lado queriendo bajar de peso. El cuerpo pide más comida para protegerse y la va almacenar en grasa. Te sugiero lo tomes con calma, de dos a cuatro veces a la semana un deporte de alto impacto es suficiente para decirle a tu cuerpo que no lo vas a dejar sin reserva.

Es indispensable que mientras ejecutes tu plan de alimentación, al menos una vez al día respires conscientemente y des gracias por todo lo que tienes.

Cada vez que quieras indagar si tienes hambre o no, cada vez que quieras saber cuál alimento necesita tu cuerpo, cada vez que no tengas hambre y quieras comer, al levantarte, al acostarte, recuerda que somos seres vivos y estamos vivos y necesitamos escuchar nuestro corazón latir, nuestros pulmones respirar. Usa las respiraciones conectadas si lo necesitas para tal fin.

Por último, se flexible y no busques la meta "adelgazar". Presta atención a tu cuerpo quien de seguro te irá guiando en cómo tratarlo y así obtengas de él el máximo de su energía y vitalidad. Lo más seguro es que el plan de alimentación y vida que hayas creado hoy, vaya cambiando en el tiempo porque tu cuerpo va cambiando y pronto te verás consumiendo alimentos que nunca antes te atrevías a consumir.

Observarás que dejarás atrás alimentos que nunca pensaste que los podrías dejar comer. Lo más seguro es que al plan de alimentación le cambies las reglas, le añadas otras o no tenga regla alguna.

Confía en el proceso, confía en esa voz que te trajo aquí y te darás cuenta que nunca habrá meta cumplida para el que quiere tomar la vida como camino y así sin darte cuenta tu cuerpo tomará su forma natural con su peso natural.

Conclusión

En mi programa para adelgazar tomando ventaja de la comida, busco que mis lectores y clientes se reconecten con la vida, ayudándolos a liberarse de sus paradigmas, de emociones paralizadas en el tiempo y así puedan ver la comida como la principal fuente de energía que hay en sus vidas.

Intento romper paradigmas como yo los rompí usando dos técnicas fundamentales de la escritora renombrada Geneen Roth (recomiendo que leas sus libros y visites su página web):

Comer sólo cuando tengas hambre y hasta que tengas suficiente. No hacer dietas.

Dejar de hacer dietas para siempre

te ayudará a descubrir el hambre y así comenzar a comer lo que te provoque en esos momentos que tu cuerpo pide comida. De seguro serán momentos de mucha confusión porque entre hambre las emociones que venías ocultando con la comida saldrán y te insisto nuevamente no hagas esto solo, busca mi grupo de Facebook, mi blog, mi consulta personal o cualquier otra persona experta en el manejo de emociones, que te apoye, te escuche sin juicio y que te de confianza. Habla con tu pareja, con tus familiares, amigos y pídeles también apoyo sin juicio. Pídeles que no te critiquen cuando vayas a un restaurante y lo único que quieras comer sea la torta de chocolate que "normalmente" se come de postre.

Tómate los días de parada y comienza a confiar en tu cuerpo más que en tu mente. Este proceso no se debe hacer a la ligera, debemos decidir si queremos el camino que veníamos recorriendo, válido también, o si queremos buscar estar vivos, realmente vivos y en paz.

Para comenzar a escuchar tu cuerpo como el principal informante de tu situación, es necesario que hagas algún tipo de ritual que te mantenga cada día más conectado con el presente. No podrás escuchar las señales de tu cuerpo si no estás en sintonía con él viviendo el presente.

Yo te ofrezco las respiraciones conscientes y conectadas descritas en este libro. Si sigues una práctica espiritual hazla entonces con más frecuencia, con pasión y compromiso y al final da gracias, y entonces siente por 1 o 2 minutos tu respiración.

Pídele a tu SER superior que te guíe y ayude. Si no crees en nada o te cuesta hacerlo, simplemente escucha tu respiración y siente la vida real que hay en ti. Podrás observar todos los aspectos de tu vida, podrás evaluar cuales son las decisiones que no has tomado por miedo y de tal forma atreverte de una vez a comenzar poco a poco a tomar acción. Como por arte de magia estos movimientos avivarán tus zonas encerradas para darle movimiento y dirección a la vida que buscas y quieres. En cada paso, la comida siempre formará parte fundamental de la conexión entre cada proceso de superación.

He expuesto parámetros alimenticios, no tanto para que los sigas como una dieta, sino para que pruebes, observes y consigas las diferencias de vitalidad que te provee un alimento vivo a uno no tan vivo. En la medida que ingrese en nuestro organismo más alimentos vivos, las decisiones que nuestro cuerpo tome con respecto a que comer estarán más alineado con decisiones mentales que nos lleven por un camino de armonía y paz con nosotros y con los que nos rodea.

Al final adelgazar será una consecuencia.

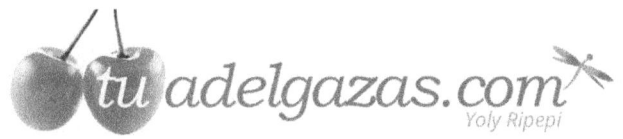

tuadelgazas.com
Yoly Ripepi

 info@tuadelgazas.com

 @yolyripepi

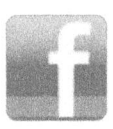 www.facebook.com/
ObsesionPorLaComida

www.tuadelgazas.com